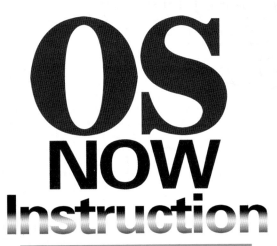

OS NOW Instruction

日本骨科新标准手术图谱

7

U0203839

总主译
王伟
〈潭医院

本册主译
曲 巍 吕德成
大连医科大学附属第一医院

上肢类风湿关节重建术

满足患者日常活动要求和提高生活质量的手术技巧

丛书主编
（日）岩本幸英
（日）安田和则
（日）马场久敏
（日）金谷文则

本册主编
（日）金谷文则

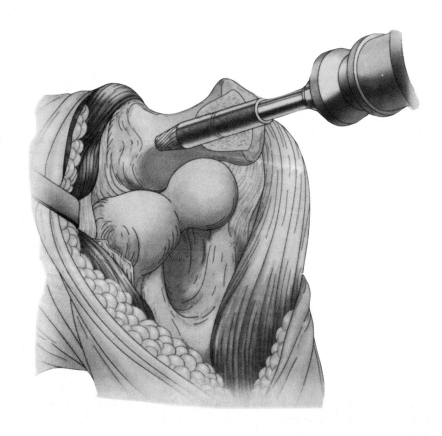

河南科学技术出版社
·郑州·

OS NOW Instruction 7
RIUMACHI JOUSHI NO SAIKENSHUJUTSU
MANZOKUSURU ADL·QOL WO KAKUTOKUSURU SHUGI NO KOTSU
FUMINORI KANAYA 2008
Originally published in Japan in 2008 and all rights reserved by MEDICAL VIEW CO.,LTD.
Chinese translation rights arranged through TOHAN CORPORATION,TOKYO.

日本MEDICAL VIEW授权河南科学技术出版社
在中国大陆独家发行本书中文简体字版本。
版权所有，翻印必究。
著作权合同登记号：图字16—2011—222

图书在版编目(CIP)数据

上肢类风湿关节重建术／(日)金谷文则主编；曲巍，吕德成主译.—
郑州：河南科学技术出版社，2014.4
(日本骨科新标准手术图谱)
ISBN 978−7−5349−6818−1

Ⅰ.①上… Ⅱ.①金…②曲…③吕… Ⅲ.上肢骨−类风湿性关节炎−
外科手术−图谱 Ⅳ.①R687.4−64

中国版本图书馆CIP数据核字(2013)第312843号

出版发行：河南科学技术出版社
　　　　　地址：郑州市经五路66号　　邮编：450002
　　　　　电话：(0371) 65788634　65788870
　　　　　网址：www.hnstp.cn
策划编辑：李喜婷　仝广娜
责任编辑：李　林
责任校对：胡　静
封面设计：宋贺峰
责任印制：朱　飞
印　　刷：河南新达彩印有限公司
经　　销：全国新华书店
幅面尺寸：210 mm×297 mm　　印张：11.5　　字数：329千字
版　　次：2014年4月第1版　　2014年4月第1次印刷
定　　价：120.00元

参译人员名单

◆ **主译**

曲 巍	大连医科大学附属第一医院
吕德成	大连医科大学附属第一医院

◆ **参译人员（按姓氏笔画排序）**

王彦生	沈阳医学院附属奉天医院
曲 巍	大连医科大学附属第一医院
吕德成	大连医科大学附属第一医院
安 林	大连医科大学附属第一医院
李 阳	大连医科大学附属第一医院
吴俞萱	大连医科大学附属第一医院
蒋华军	大连医科大学附属第一医院
韩 锋	大连市友谊医院
傅重洋	大连医科大学附属第一医院
鲁 明	大连医科大学附属第一医院

执笔者一览

◆**主编**

金谷文则   琉球大学医学部高级功能医学讲座骨科学教授

◆**执笔者**

金谷文则   琉球大学医学部高级功能医学讲座骨科学教授

末永直树   骨科北新医院人工关节・内镜中心长

           北海道大学医学部骨科客座临床教授

宫本隆司   国立医院机构大阪医疗中心骨科

森 俊仁   国立医院机构相模原医院骨科・风湿科手术部长

工藤 洋   国立医院机构相模原医院名誉院长

羽生忠正   长冈红十字医院风湿科骨科部长

普天间朝上   琉球大学医学部高级功能医学讲座骨科学

水关隆也   广岛县残疾人康复中心医疗中心长

伊藤 宣   京都大学研究生院医学研究科骨科学

中村孝志   京都大学研究生院医学研究科骨科学教授

三木直人   横滨市立大学附属市民综合医疗中心骨科副教授

持田勇一   横滨市立大学附属市民综合医疗中心风湿胶原病中心副教授

金城政树   琉球大学医学部高级功能医学讲座骨科学

石川 肇   新泻县立风湿病中心诊疗部长

河井秀夫   星丘厚生年金医院副院长

松下和彦   川崎市立多摩医院骨科部长

别府诸兄   圣玛丽安娜医科大学骨科学教授

政田和洋   政田骨科、风湿科院长

惠木 丈   大阪工伤医院骨科主任医师

香月宪一   大阪市立综合医疗中心骨科部长

南川义隆   东京手外科、运动医学研究所，高月骨科新桥诊所

中川夏子   财团法人甲南医院加古川医院诊疗部长

           风湿胶原病中心

池上博泰   庆应义塾大学医学部骨科学讲师

石黑 隆   石墨骨科院长

中文版序言

日本的古代医学主要从中国学习。到了近代，西方国家的产业革命带动了科学的巨大进步。明治维新后，日本迅速调整医学学习方向，转为向西方国家学习，取得了很大成功。在骨科领域，日本一直紧跟西方现代医学的脚步，同时发挥日本民族细致严谨的作风，在现代骨科领域独树一帜，取得了辉煌成就。

本套丛书由日本骨科学会理事长、九州大学研究生院医学研究院临床医学部骨科学教授岩本幸英等担任主编，图文并茂，全面描述骨科各领域手术的最新技术，适合我国广大骨科医生阅读参考，特别是对于缺少高水平骨科正规培训的医生，本套丛书有助于补充相关知识。

本套丛书具有两大特点：

专业划分细致：目前引进的有14个品种，涉及脊柱、手术导航、关节镜、关节置换、关节重建、骨折、运动损伤等多个专业。本套丛书在日本还在不断推出新的品种。

简明易学：介绍某项具体手术时，手术步骤明确，并在醒目位置写明"手术技巧及注意事项""难点解析""术后并发症及处理"等，便于读者快速掌握手术技巧。

为保证翻译质量，我们遴选了国内优秀的日语专业骨科医生承担翻译，这些译者来自北京积水潭医院、中日友好医院、北京医院、中日联谊医院、中国医科大学附属盛京医院、苏州大学附属第二医院、大连医科大学附属第一医院等医院。对翻译过程中发现的问题，他们辗转与日本原作者联系，力求最准确地传达专业知识。

在此，首先要感谢岩本教授及日本MEDICAL VIEW出版社的帮助，也要感谢参与翻译的各位骨科教授、医生及其他工作人员，以及河南科学技术出版社的努力。相信本套丛书能够成为广大骨科医生的好朋友。

书中翻译可能存在不妥之处，恳请读者予以指正。

北京积水潭医院

2013 年 4 月

序 言

很荣幸，我被委托作为 *OS NOW Instruction* 第七册《上肢类风湿关节重建术》一书的主编。

近年来，随着改善病情的抗类风湿药及生物制剂的早期使用，越来越多的类风湿关节炎患者的症状得到了缓解，需要进行关节滑膜切除的病例也在减少。但是，滑膜炎症状不明显而软骨变性及破坏的病例却在增加，这样的病例将来是需要考虑进行人工关节置换的。

类风湿是一种全身系统性疾病，早期的关节病变多累及上肢的关节（多见于腕关节、指间关节），产生关节炎的症状。由于关节的变形进展缓慢，加之关节的代偿作用，多数患者可完成日常生活动作。在一般的医院，除了对桡尺远侧关节障碍的患者行桡尺远侧关节成形术外，其他关节病变多选择进行保守治疗。

肩、肘关节本身虽然有较大的代偿功能，而当它们出现功能障碍时，其他的关节难以进行代偿。关节破坏严重时会严重影响日常生活，此时应考虑选择人工关节置换术。近年来，由于人工关节的进步及手术技术的改进，人工关节置换术取得了较好的远期疗效。

对于桡尺远侧关节及腕关节而言，目前临床上还没有高度可信赖的人工关节可以使用，多选择关节融合术或关节成形术。但是，随着手术技术的改进，关节融合术及关节成形术已取得了更加稳定的手术疗效。

如果手指出现畸形，通过肩、肘、腕关节的代偿或支具的使用，患者或许能完成日常生活动作。随着类风湿全身症状得到控制，患者活动范围可能从家庭扩大到社会，应该考虑到患者不情愿把畸形的手指展现在外人的面前，这种情况可以采取手术治疗。手指畸形的矫正不仅仅是行人工关节置换，还要充分考虑软组织的平衡。软组织平衡的矫正存在有术后 X 线片无法体现的技巧，可以说软组织平衡的矫正体现了"手外科"的真髓。

本书由在不同领域手术经验丰富的骨科专家执笔，详细描述了不同关节部位的疾病特征及各种术式的手术适应证。"术前再确认"讲述了术前准备要点，以避免漏诊。"手术概要"与"手术方法"按手术步骤进行了描述，有助于熟悉手术的全部过程。同时，书中还详述了"手术技巧及注意事项""难点解析""术后并发症及处理""康复治疗"。

金谷文则

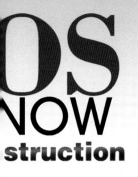

上肢类风湿关节重建术
满足患者日常活动要求和提高生活质量的手术技巧

肩类风湿关节的重建

肘类风湿关节的重建（表面置换型人工肘关节）

肘类风湿关节的重建（半限制型人工肘关节）

手类风湿关节的重建

术式选择要点

大连医科大学附属第一医院　**吕德成　曲巍　译**

琉球大学医学部高级功能医学讲座骨科学教授　**金谷文则**

近年，由于DMARDs（disease modifying antir-heumatic drugs，改善病情的抗类风湿药）及生物制剂的早期使用，越来越多的类风湿关节炎患者症状得到缓解，骨质的破坏也得到了改善。但是软骨的破坏依然无法逆转，软骨大面积缺损即为人工关节置换的指征。

RA（rheumatic arthritis，类风湿关节炎）是全身系统性疾病，早期易累及上肢小关节。由于上肢的代偿作用，多数患者日常生活不太受影响，所以一般情况下医生对膝关节、髋关节、前足等负重关节手术做得较多。而对于上肢RA，除了桡尺远侧关节成形术外，其他关节以非手术治疗占多数。近年，随着治疗RA药物的进步，RA患者的社会复归增多，所以对通过手术提高上肢功能的需求也在增加。

RA的重建术要注意RA特殊性、RA的控制、RA特有的关节破坏特点。

RA的特殊性

◆ 并发症
RA并发症有间质性肺炎，肝、肾功能障碍，使用生物制剂导致低毒感染。

◆ 激素保护
长期服用激素的患者，由于肾上腺功能被抑制，所以肩、肘关节置换的患者，围术期需要给予激素保护。

◆ 上段颈椎功能障碍导致全麻插管、拔管困难
全麻插管、拔管困难多见于上段颈椎功能障碍RA患者，所以肘关节以远的手术建议采用臂丛神经阻滞或静脉麻醉。

◆ 脱位
脱位多见于膝、髋关节置换的患者，通常发生于换台搬运时，需要注意。

◆ 体位
肘关节以远的手术，一般在外展台上进行即可。但RA患者肩关节外展、外旋受限，手术偶尔需要在躯干上方进行。

RA的控制

◆ 活动期RA
首先用药物控制RA，药物控制生效后进行关节重建、肌腱断裂重建及预防性手术。

◆ 生物制剂
根据药物的不同，使用生物制剂后2~4周手术。

上肢类风湿关节重建：特有的关节破坏与重建

◆ 肩关节
肩关节是人体活动度最大的关节，保留1/2的活动度即可满足日常生活；关节破坏严重，活动

1

度低于1/3，会对日常生活带来很大的影响。肱骨头、肩袖及关节盂的破坏是肩RA的特点，所以重建手术很困难（**图1**）。肩袖缺损、关节盂缺损和肩关节置换的要点其他分册另述。对于合并肩袖缺损的肩RA，反球假体置换在日本虽然尚未得到许可，但是术后的疗效是值得期待的。

◆ 肘关节

如果关节破坏严重，会发生痛性不稳定、痛性僵硬和关节强直。肘关节表面假体置换与半限制假体有很大区别。表面假体中，日本研发的Kudo肘关节假体及MNSK型肘关节假体，研发者本人已经进行过详尽的阐述。肘RA是表面假体置换的手术适应证。对于肱骨髁有骨缺损的mutilans型病例，可以在行骨移植后仍然使用改进型表面假体置换（**图2**）。对于肘关节强直的患者，可行肘关节松解术，术后疗效较好。但是，即使是改良型表面假体，在骨缺损较大及侧副韧带功能不良的患者术后也容易发生肘关节脱位，骨缺损较大的病例应该使用半限制型假体（**图3**）。现阶段可以使用的半限制型假体是Coonrad-Morrey型和GSB型，两者都取得了良好的临床效果。虽然Coonrad-Morrey型假体长期随访疗效稳定，但尺骨侧假体尽管使用超小号，对日本女性患者还是过大，期待设计出针对亚洲女

图1　肩RA（左）

56岁，女性，肩袖菲薄化。
a.术前：因肩痛日常生活活动严重受限，左肩前屈20°，外展20°，后伸20°。
b.术后2年，疼痛减轻。左肩前屈80°，外展60°，后伸80°。

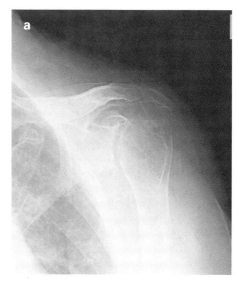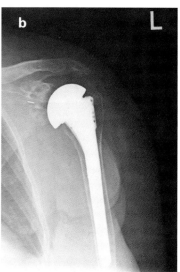

图2　肘RA（左）

32岁，女性，肱骨外髁残留部分骨质，冠突缺损，
a.术前：肘关节不稳定，肩外展出现肘关节脱位，肱骨及冠突行骨移植后进行了Kudo假体置换。
b.术后10年，疼痛消失，肘关节：伸/屈=-30°/135°。

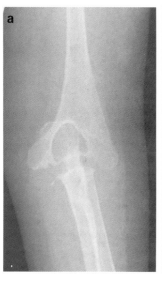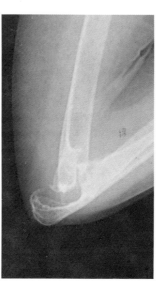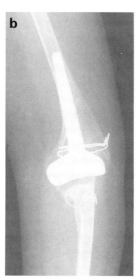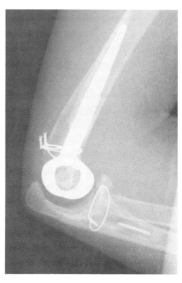

图3 肘关节（左）

63岁，女性，肱骨髁缺损，人工关节置换术后感染，取出后翻修。

a. 术前：肘关节不稳定明显，不能主动屈曲。行 Coonrad-Morrey 型人工关节置换术。

b. 术后1年，轻度疼痛，吃饭可自理。肘关节：伸/屈 =-5°/125°。

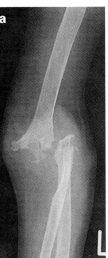 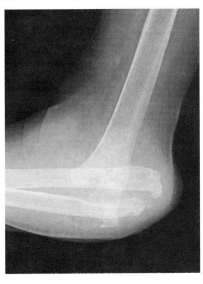 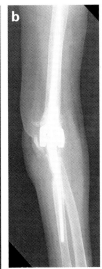 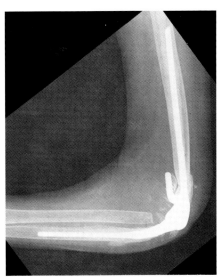

性的尺骨侧假体。

◆ 桡尺远侧关节、伸肌腱断裂

前臂旋前障碍、疼痛，尺骨背侧脱位导致伸肌腱自发断裂，需要进行预防或重建手术。现在，预防性手术仅用于治疗尺骨远端背侧脱位。治疗桡尺远侧关节旋转障碍一般进行尺骨头切除（Darrach术）或尺骨头近端截骨手术（Sauvé-Kapandji术），两种方法均需要进行腕关节滑膜切除。尺骨头近端截骨手术保留了尺骨头，利于关节的稳定；对于腕关节已经融合的患者，行尺骨头切除术，不会影响腕关节的稳定性。对伸肌腱断裂的患者，进行端侧缝合或石黑发明的减张位早期运动锻炼取得了良好术后疗效。

◆ 腕关节

对于出现腕骨掌侧脱位的病例，为了使腕关节获得骨性支持，常常选择全腕关节或部分腕关节融合术，并同时使用前述的Darrach术切除尺骨头。

◆ 拇指

拇指对掌是人手特有的不可缺少的功能。其他指、手、肘、肩关节可不同程度地进行代偿，而拇指由于畸形和对掌肌力的减弱可导致严重的日常功能受限。拇指RA会产生腕掌、掌指和指间关节的炎症，进一步加重了拇指的畸形。拇指纽扣指的患者会出现指间关节的过伸，其原因为掌指关节由于炎症导致的屈曲挛缩，对于这样的患者如果进行指间关节融合反而会引起更大的不便。所以要把握病因，从根本上进行治疗。

◆ 其他手指

其他手指即使有畸形，肩、肘、腕可部分代偿或使用自助器具可满足日常生活需求，所以RA的患者可以耐受其他手指的畸形。近年，随着治疗RA药物的进步，RA患者的活动由家庭逐渐向社会方向发展。在他人面前，手指的畸形会带来美观上的缺陷，所以接受手术的患者在增多。对手指畸形的治疗可采用骨性融合术；也可调节软组织平衡行人工小关节置换，改善手指的力线，长期保持手指的形态及预防畸形的再次发生。考虑"Z"字畸形的产生机制，处理病因关节非常重要。

3

肩类风湿关节的重建

人工关节置换治疗肩类风湿关节炎的技巧与陷阱

大连医科大学附属第一医院　**吕德成　曲巍 译**

骨科北新医院人工关节·内镜中心长
北海道大学医学部骨科客座临床教授　　**末永直树**

肩RA的特点

文献报道针对肩RA的手术有多种。肩峰下滑膜囊有多发米粒体的患者进行滑膜囊切除有很好的效果。然而，对伴有关节内滑膜炎的患者，该手术会导致疼痛加重及活动度减低。滑膜切除术适用于Larsen分类0、I及II期的患者，可阶段性缓解患者的疼痛，行镜下滑膜切除并不能显著改善患者肩关节的活动度，短期内疼痛再发的病例依然可见。人工肩关节置换患者短期疗效虽然较好，但由于盂窝受到侵蚀，肱骨头中心内移可导致活动度降低及疼痛的再次发生。对于肩袖变薄、肩袖功能丧失的患者行置换术后，活动度不会提高。在笔者科室，对这样的患者行人工肩关节置换的同时行肌腱移位手术，但是尚有未解决的问题存在。

手术适应证

全肩关节置换适用于肩袖功能良好、关节盂骨量足够插入盂侧假体的患者。

感染、腋神经麻痹、关节盂大量骨缺损，肩袖功能不全、肱骨头上移的患者，盂侧假体松动率极高，为全肩关节置换术的禁忌证。

术前再确认

◆ 术前检查项目再确认

通过 X 线检查确定人工肱骨头的尺寸，拍摄 1:1 肩胛骨正位和 Y 位像。另外，RA 患者合并寰枢椎及下段颈椎病变较多，为避免麻醉导致脊髓损伤的出现，术前需要对颈椎病变进行详细检查。

CT 检查确认关节盂的形态及有无缺损。外旋受限的患者，因关节盂后方骨缺损导致盂后半脱位的情况时有发生，要注意。利用 CT 冠状面重建，确定盂上方是否有骨缺损。

MRI 检查可以帮助术前确认骨的滑膜病变，确认浸润范围，如果漏诊可能会导致术后残留疼痛。还可评估肩锁关节的 RA 病变，帮助术前评估肩袖功能（**图 1**）。

● 手术器械再确认

除了通常的手术器械外，还要准备保护三角肌的特殊拉钩、弯钩、Bankart 拉钩。

● 体位再确认

手术一般采用沙滩椅位（**图 2**）。RA 患者最需要注意的是寰枢椎及下段颈椎病变可能在麻醉中引起脊髓损伤。全身麻醉前清醒状态下摆体位确认有无疼痛及麻痹症状出现。在斜角肌间隙进行神经阻滞，手术侧患肢靠近手术台外侧，肩胛骨下方垫薄软枕，覆布固定髋部，升起上半身、下肢手术台，摆出沙滩椅位。一定要能使上肢充分下垂，不然术中肱骨会承受不当应力，发生骨折。

另外，体位不当可能会导致术中发生腓总神经麻痹或健侧尺神经因受压产生麻痹。颈部过度后屈或向健侧过屈，容易导致颈神经根或臂丛神经的损伤。

图1 MRI

多数伴有肱骨近端的滑膜病变，术前要充分评估滑膜病变的范围，判断有无肩袖损伤及冈上肌萎缩。

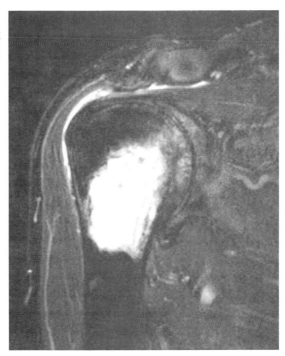

图2 体位

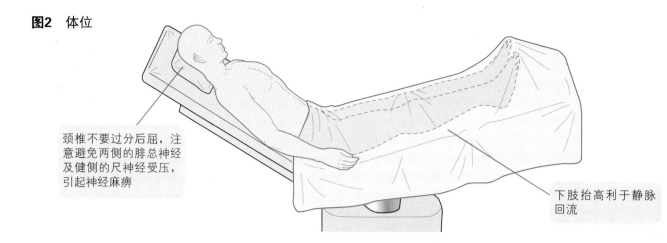

颈椎不要过分后屈，注意避免两侧的腓总神经及健侧的尺神经受压，引起神经麻痹

下肢抬高利于静脉回流

为预防静脉血栓，术中双下肢穿弹力袜，下肢抬高促进血液回流。虽然上肢手术下肢静脉血栓发生概率较低，但如果患者既往有血栓疾病史或处于高凝状态，需要抗凝或下肢使用空气泵预防血栓。

手术消毒范围由颈部到整个上肢，使上肢在术中能保持自由活动。

◆ **影像增强器确认位置**

术中，假体的试模插入后，对插入的假体位置必须用影像增强器（image intensifier）进行确认，为了在术中能准确地对插入后的假体进行透视，术前需要设置好影像增强器。

手术概要

1 入路

2 由前方入路至深部入路

3 肩胛下肌的处理

4 肱骨头截骨

5 植入关节盂假体　难点

6 植入肱骨柄

7 安装肱骨头

8 缝合肩胛下肌

典型病例图像

【病例】 术前

ⓐ X线正位片。
ⓑ CT横断位重建像。
ⓒ CT冠状位重建像。
关节间隙消失，肱骨头内滑膜浸润导致明显的骨破坏和吸收。

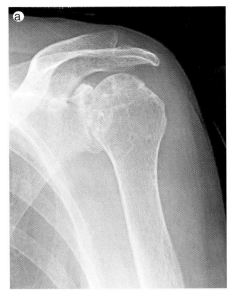
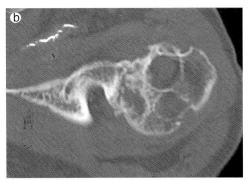
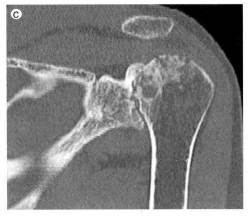

手术方法

1 入路

　　肩关节位置较深，周围有重要的神经血管通过，为了安全顺利地进行手术，需要牢记神经、血管所走行的组织间隙。

　　肩关节手术有三个代表性手术入路：前方入路、后方入路和上方入路（**图3**）。通常前方入路使用最多。在有肩袖损伤或缺损的病例，笔者偏好使用上方入路，可避免损伤正常的肩胛下肌。

　　前方入路多使用Ollier切口，以及Lesrlie和Ryan等报道的腋窝部切口。Ollier切口在三角肌前缘，由喙突至三角肌粗隆。腋窝部切口起自腋前线的中点，沿皮纹线向腋窝后方行4~6 cm。

　　Ollier切口如向近端延伸可显露臂丛神经；向远端延伸可显露肱骨干。对于肌肉发达的患者，有时需要充分显露，该切口有优势。但是，Ollier切口容易产生瘢痕，影响美观，好在RA患者术后多数不易形成瘢痕。腋窝部切口的优点是在上臂内收状态时，切口比较隐蔽，腋毛也可以覆盖部分瘢痕，有利于美

图3 入路

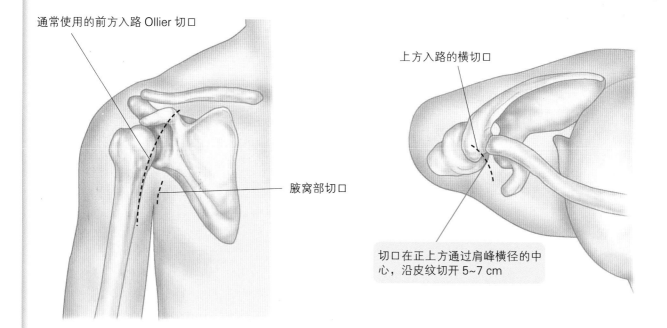

通常使用的前方入路 Ollier 切口

腋窝部切口

上方入路的横切口

切口在正上方通过肩峰横径的中心，沿皮纹切开 5~7 cm

观，缺点是显露较困难。

上方入路一般为避免三角肌的粘连，切口通过肩峰横径中心，沿皮纹走行切开，将来不易产生瘢痕。切口长约5~7 cm。在肩峰外3 cm，纵向在三角肌前部和中部肌束间进行纵向分离，注意避免腋神经的损伤。三角肌前方肌纤维自肩峰行骨膜下剥离，如果显露不充分，后方肩袖无法修复，可对三角肌中部肌纤维进行骨膜下剥离。在显露时注意不要把喙肩韧带自肩峰端剥离，注意避免损伤喙肩韧带。

后方入路是为了显露肩关节后方及下方，是由Kocher、Abbott、Lucus、Bennett等报告的方法。后方纵切口较横切口美观，肩关节上举，在三角肌后方，由冈下肌与小圆肌间隙进入后方肩关节。

2 由前方入路至深部入路

前方皮肤切开后，切开脂肪筋膜层，显露头静脉，外侧为三角肌，内侧为胸大肌。笔者建议把头静脉拉向胸大肌一侧，避免损伤头静脉（**图4a**）。自联合腱与三角肌之间向深部切开可至肩关节前方（**图4b**）。向内拉开联合腱，可见肩胛下肌，后伸上臂可显露肩袖止点；后伸内旋上臂可见冈上肌腱。喙突下方4~5 cm为肌皮神经，拉钩时注意避免损伤。另外，内侧还有腋动、静脉及神经存在，注意避免损伤。在上肢外展、外旋时神经、血管的张力会增加，需要引起注意。

8

3 肩胛下肌的处理

　　笔者在上胶下垂、外旋20°以上的位置，自小结节骨膜下剥离至背阔肌的水平切断，翻开肩胛下肌，术毕肩胛下肌可延长缝合修复至截骨面（**图5a**）。如存在肩关节外旋明显受限，肩胛下肌"L"形切开进入（**图5b**）。切断的肩胛下肌断端用牵引线缝合，使之容易向深部牵入。前方的关节囊切开或切除，松解肩胛下肌。

图4　前方入路深部显露

a

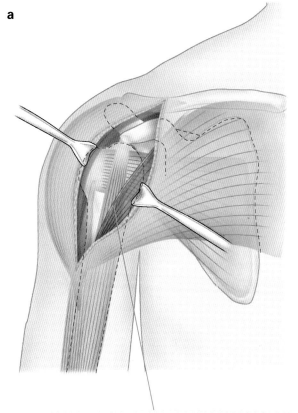

b

在联合腱的外侧由喙突向三角肌方向纵向分离，可达肩关节的前方

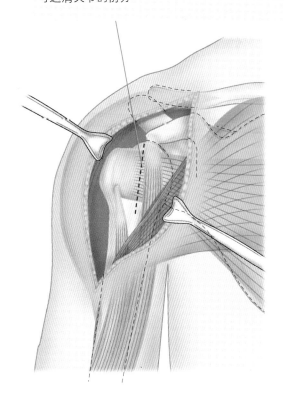

头静脉在三角肌侧的分支较多，应保留在三角肌侧，但在术中易被拉钩等损伤，所以多数情况保留在胸大肌侧

图5 肩胛下肌的切开

a. 外旋无受限的情况

b. 外旋受限的情况

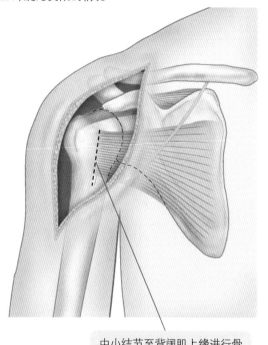

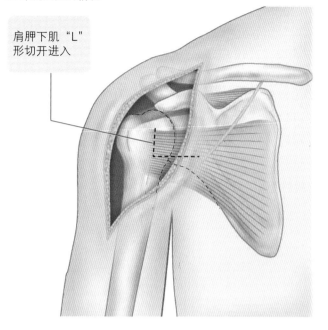

肩胛下肌"L"形切开进入

由小结节至背阔肌上缘进行骨膜下切断，翻转肩胛下肌，修复时延长缝合至截骨面

4 肱骨头截骨

利用摆锯截骨，注意后倾角，同时要切除骨赘及增生物，这非常重要（**图6**）。

> **手术技巧及注意事项**
>
> 如后倾角不合适，截骨后可发现后方的大结节连同肩袖会一同被截断。为避免上述情况的发生，截骨时深度要浅些，然后保护好肩袖附着部，逐次修整肱骨头。但是截骨过浅会影响关节盂的显露，或导致假体插入后出现过度内翻，所以截骨后一定要进行X线的确认。

5 植入关节盂假体

避免植入关节盂假体失误最重要的事情是关节盂要显露充分。肩胛骨尽可能处于旋前位，由前向下切断关节囊，甚至一并切断盂后方关节囊，使肱骨近端能充分拉向后方，完全显露关节盂。

彻底切除关节腔内残留的滑膜，对缓解术后疼痛有意义。用关节盂锉去除关节盂软骨，在关节盂中心钻孔。中心孔的上、下、前、后角度取决于

图6 肱骨头截骨

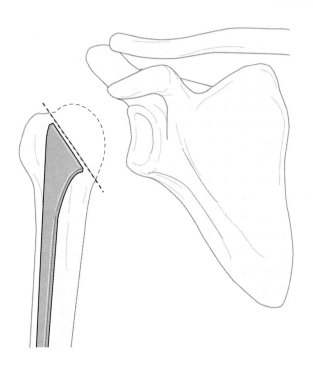

关节盂的倾斜角度。通常情况，肱骨拉向后方会增加关节盂的前倾角度。用与关节盂大小一致的关节盂锉，锉磨关节盂。RA患者骨质较差，锉磨关节盂时注意避免发生骨折。制作关节盂假体中心孔时，如钻头打穿对侧骨皮质，需要取肱骨头的骨质填塞骨孔，避免骨水泥流出，损伤肩胛上神经。

安装关节盂假体前需要准确试模，把骨水泥装入5~10 mL注射器，然后把注射器针头插入骨孔（**图7**）。用注射器注入骨水泥，关节盂表面不要有骨水泥附着，在骨水泥凝固前植入关节盂假体（**图8**）。

手术技巧及注意事项

（1）如果骨水泥过稀，在注入骨水泥时可能会导致骨水泥大量外溢，引起肩胛上神经麻痹，所以注入骨水泥时应注意骨水泥状态，注入后立即安装假体。

（2）在植入肱骨柄假体前，复位肱骨时，注意勿撞击关节盂假体，避免关节盂假体脱落。

图7 显露关节盂

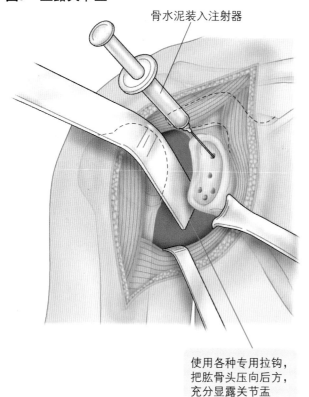

骨水泥装入注射器

使用各种专用拉钩，
把肱骨头压向后方，
充分显露关节盂

图8 植入关节盂假体

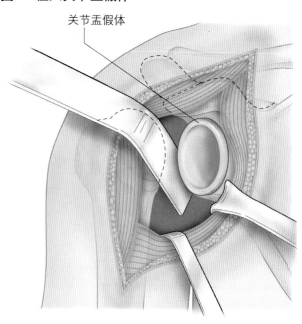

关节盂假体

6 植入肱骨柄

多数情况下，在用切取的肱骨头内松质骨植骨后，可使用生物型假体柄。此时，注意头内侧植入坚硬的骨质，避免肱骨假体出现内翻（**图9**）。骨质严重疏松的患者，需要用骨水泥型假体进行固定。

<h3>手术技巧及注意事项</h3>

肱骨干有血管孔，骨皮质有破损时一定不要注入过稀的骨水泥，否则可能导致骨水泥外溢，造成桡神经麻痹。

7 安装肱骨头

现在肱骨头已经有了偏心型假体，可在术中调解软组织的张力。截骨时尽可能使肱骨头假体安装后高于大结节5~6 mm（**图10**）。

图9 植入肱骨柄

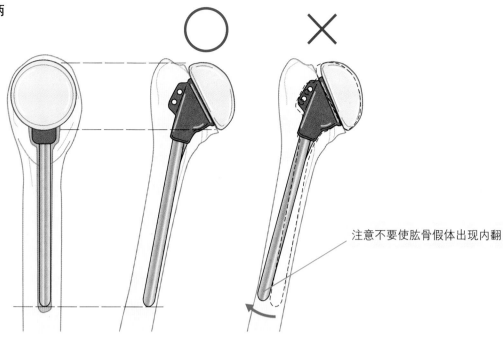

注意不要使肱骨假体出现内翻

图10 肱骨头假体的安装

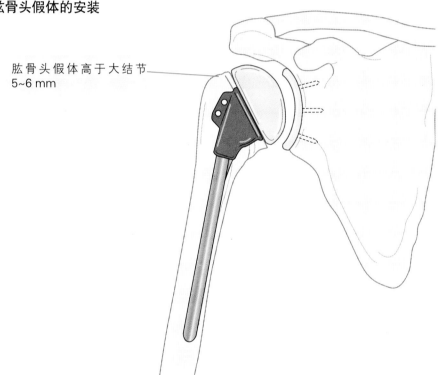

肱骨头假体高于大结节
5~6 mm

手术技巧及注意事项

因术中的感觉与术后的影像常有差异，同时因有肩袖的附着，术中大结节与肱骨头的关系不易确定，所以术中一定要在安装金属试模后拍片进行确认。

8 缝合肩胛下肌

用2号不可吸收线进行缝合。如果不需要进行延长，缝合回原位。如果需要延长，一定缝合至新鲜的截骨面。

【病例】 术后

术后1年，关节盂假体周围骨水泥填充良好，无松动。肱骨假体无内翻，头的高度高于大结节约5~6 mm，假体安装位置理想。

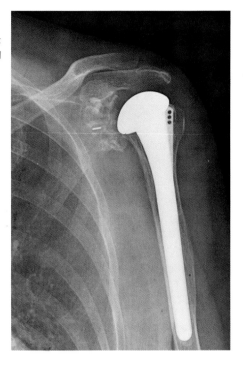

术后并发症及处理

术后常见并发症有感染、骨折、脱位、假体松动、I型CRPS（complex regional pain syndromes，复杂性局部疼痛综合征）。感染的预防除常规应用抗生素外，还应缝合时体表尽可能不留线结，皮下用可吸收线缝合，皮表用胶带固定。预防术后脱位一定要在术后使肘关节保持在肩胛平面前方2周。预防跌倒，避免术后骨折。

高龄者往往有头下方的半脱位，上肢悬吊6~8周一般可改善。预防I型CRPS及术后腋部神经、血管受压，可佩戴外展支具枕。每日握拳100次，预防手指肿胀。

表1 康复锻炼计划

> ● 三角巾固定2周
> ● 术后1日：手指屈伸运动，100次/日
> 　　　　　　仰卧位体操（屈曲、外旋），50次 ×（早、中、晚）
> 　　　　　　Codman体操（屈伸、内收、外展、内外旋），100次 ×（早、中、晚）
> ● 术后3日：钟摆运动，20次 ×（早、中、晚）
> 　　　　　　外旋肌力锻炼，20次 ×（早、中、晚）
> 　　　　　　卧位上举运动，20次 ×（早、中、晚）
> ● 术后1周：康复科就诊进行肌力及活动度的锻炼

康复治疗

康复锻炼计划见**表1**。三角巾悬吊2周预防脱位。2周后开始活动度的锻炼，目标前屈150°，外旋40°。上述目标争取2周内达到。术后3日开始钟摆运动，对预防关节挛缩有意义。卧位持500 mL矿泉水瓶进行前屈上举锻炼，在110°左右进行20 cm直径大小画圆旋转运动，对尽快回复肱骨头的位置有意义。

● 文献

［1］末永直樹．ほか：変形性肩関節症に対する人工骨頭および全人工関節置換術．肩関節，2002，26：100-104.

［2］末永直樹．上腕骨骨折(骨頭骨折，近位端骨折，骨幹部骨折を含む．整形外科医のための周術期管理のポイント，菊地臣一，ほか編，メジカルビュー社，2002，52-59.

［3］末永直樹，ほか．腱板断裂手術後のリハビリテーション．整形外科運動療法実践マニュアル．白土　修，ほか編，全日本病院出版会，東京，2002，24-32.

［4］末永直樹，ほか．修復不能な腱板広範囲断裂に対する筋腱移行術：骨片つき棘下筋・小円筋移行術，広背筋・大円筋移行術，大胸筋移行術．最新の肩関節治療：保存療法と手術治療，落合直之編．新 OS NOW，No.20，メジカルビュー社，2003，98-108.

［5］末永直樹．全人工肩関節置換術と人工骨頭置換術の術後成績の比較．臨床整形外科，2003，38：1159-1163.

［6］末永直樹．手術療法の考え方と進め方：3）人工肩関節置換術．リウマチ科，2006，35：163-167.

［7］末永直樹．肩関節への進入路．図説 新・肩の臨床，高岸憲二編，メジカルビュー社，2006，70-75.

肩类风湿关节的重建

肩袖缺损患者的人工关节置换

大连医科大学附属第一医院　**曲巍　鲁明　译**

国立医院机构大阪医疗中心骨科　**宫本隆司**

手术适应证

肩痛及显著的活动受限，X线有骨软骨破坏的病例多数为Larsen分类Ⅳ级以上，MRI所见肩袖几乎消失，这种末期肩RA是人工关节置换的适应证。除此，笔者认为Larsen分类Ⅲ级的患者，即肩袖菲薄化，有显著功能障碍的患者也具有置换指征。

术前再确认

◆ 拍片、画图再确认

外旋30°正位1∶1单纯X线片，确认关节盂的骨量储备，关节盂有无骨缺损及骨缺损的程度。肩袖的变性、菲薄化程度、有无断裂、滑膜炎程度需要MRI检查确定。

用外旋30°正位1∶1单纯X线片进行术前描图，画出肱骨外侧及髓腔的轮廓。

肱骨的描图与人工关节的模板进行对比确认，预测假体柄的大小。关节盂的描图需要参考CT影像，如果关节面没有大的骨缺损，去除2~3 mm关节盂表面需要锉磨的厚度，画出关节盂的轮廓图。

上两图重合对照预测肱骨头的大小及厚度，并做记录。

◆ 麻醉、体位再确认

手术采用沙滩椅位（**图1**），全身麻醉或斜角肌间隙神经阻滞。沙滩椅位，因上肢下垂，关节腔容易开大。肩峰下滑膜囊粘连的松解，冈上肌腱修补的操作会比较容易；可对肩行屈伸、外旋等活动，利于对肱骨髓腔扩髓的操作。

图1 体位

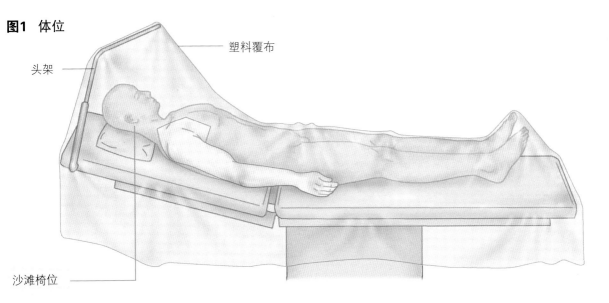

塑料覆布

头架

沙滩椅位

手术概要

1 切开皮肤、进入关节

2 肩胛下肌的切断

3 肱骨头的切除

4 关节腔的处理

5 肱骨的处理

6 假体的固定

7 肩胛下肌的缝合 难点

典型病例图像

【病例】术前

32 岁，女性。21 岁 RA 发病，术前右肩关节运动时疼痛，伴有明显的活动受限，X 线正位片 Larsen 分类 V 级，MRI 斜冠状面像可见肩袖的断裂或极度菲薄化，横断面可见关节盂及骨小梁构造保留比较完好。

ⓐ X 线正位片。

ⓑ MRI T1 增强（斜冠状位）像。

ⓒ MRI T1 增强（横断）像。

ⓓ MRI T2 增强（斜冠状位）像。

ⓔ MRI T2 增强（横断）像。

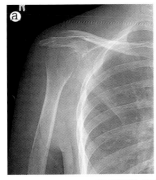
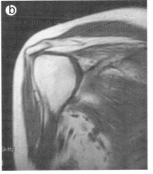
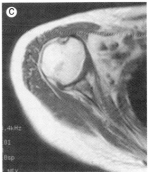
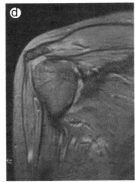
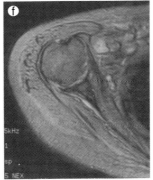

手术方法

1 切开皮肤、进入关节

一般使用胸大肌三角肌入路，现在笔者使用前上方入路（**图2**）进行手术。肩关节间隙前方7~8 cm长切口，钝性分开三角肌前方肌纤维，可到达滑膜囊及关节腔，这是进入关节腔直线距离最短的入路。该入路侵袭小、术后疼痛轻、肌力恢复快，是损伤最小的入路。

> **手术技巧及注意事项** ·
>
> 注意保护腋神经及肩胛下肌远端的血管束。
>
> ·

2 肩胛下肌的切断

切开滑膜囊后，牵引上肢，开大肩峰下间隙，松解肩峰下滑膜囊。缝合标记肩胛下肌，在小结节附着部切断，向内翻开可显露关节腔（**图3**）。

图2 前上方入路

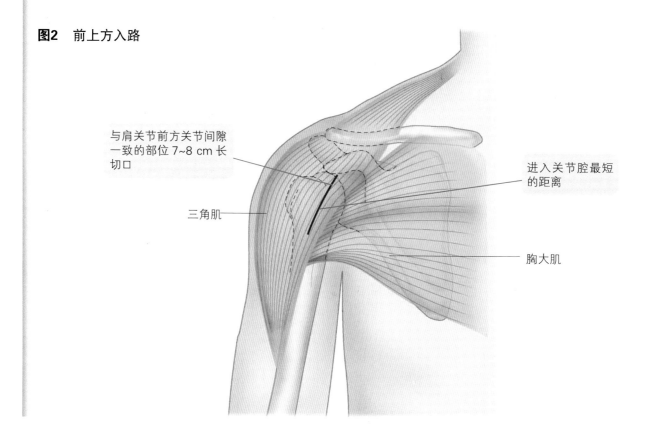

与肩关节前方关节间隙一致的部位 7~8 cm 长切口

进入关节腔最短的距离

三角肌

胸大肌

如果无外旋障碍，可在小结节附着部留部分肌腱，便于术后缝合。如果有外旋受限或肌腱菲薄化，于附着部骨膜下切离留作移位延长缝合。

3 肱骨头的切除

肱骨外旋、后伸脱位肱骨头，在肱骨外旋30°状态，用髋臼拉钩保护大结节，沿解剖颈截骨（**图4**）。尽量保留肱二头肌长头腱，如果长头腱已有磨损，可以进行切除，远端缝合至腱鞘。

肱骨头切除时先用摆锯截骨，剩余部分骨质用骨刀切除，避免损伤冈下肌腱和小圆肌。如仅行半肩置换，此时开始处理髓腔。全肩置换时，先处理关节盂，后处理髓腔，以避免发生结节部的骨折。

图3 肩胛下肌的切断

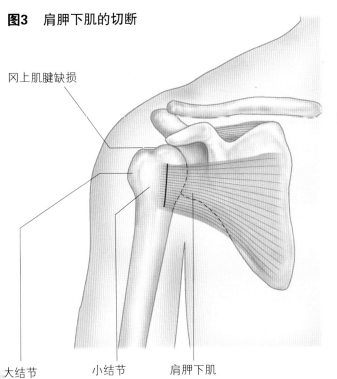

冈上肌腱缺损

大结节　　小结节　　肩胛下肌

图4 肱骨头的切除

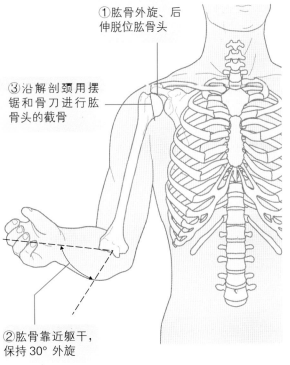

①肱骨外旋、后伸脱位肱骨头

③沿解剖颈用摆锯和骨刀进行肱骨头的截骨

②肱骨靠近躯干，保持30°外旋

4 关节腔的处理

　　尽量完全清理关节腔内的滑膜及增生的肉芽组织，关节盂用锉处理至软骨下骨，露出新鲜骨面。

　　笔者在全肩置换时使用全聚乙烯带背鳍型关节盂假体，需要制备骨槽（**图5**）。此时，需要参照术前描图及CT确认骨槽的方向。如果关节盂的前倾角度较大而盂的骨量储备较差，需用骨水泥填充骨缺损后进行固定。如果盂的骨量储备充足，垂直关节盂制作骨槽，插入聚乙烯背鳍即可。

5 肱骨的处理

　　RA患者骨质较差，尽可能手动扩髓处理髓腔，避免电动扩髓发生骨折。处理髓腔时，上臂后伸外旋较容易处理，扩髓时注意控制髓腔锉的方向，避免内翻。注意保持肱骨假体有30°的后倾角（**图6**）。最后在肱骨截骨处的前缘钻数个骨孔，以备缝合肩胛下肌用。

6 假体的固定

　　从笔者科室及欧美假体使用情况[5-11]看，均使用了骨水泥固定假体。安装

图5　制作骨槽

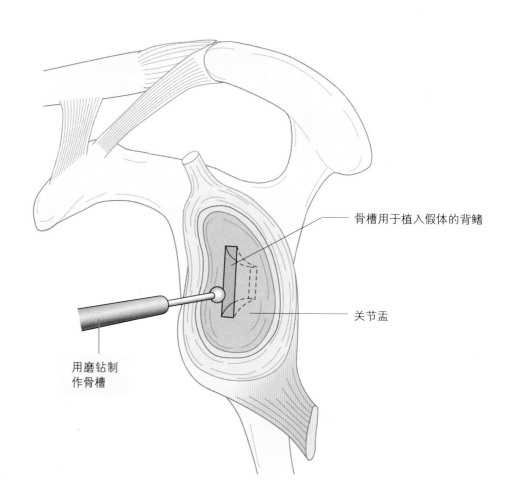

骨槽用于植入假体的背鳍

关节盂

用磨钻制作骨槽

图6　肱骨的处理

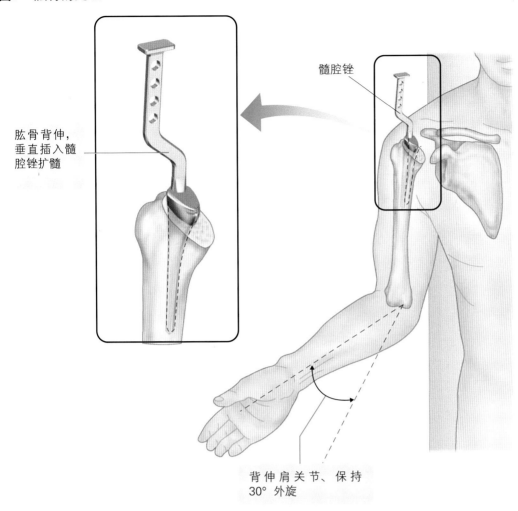

肱骨背伸，
垂直插入髓
腔锉扩髓

髓腔锉

背伸肩关节、保持
30°外旋

假体前髓腔冲洗干净、擦干，先安装关节盂假体，用骨水泥固定。然后，在肱骨髓腔远端距假体柄远端约2 cm处插入取自肱骨头的骨松质，阻挡骨水泥。后倾角控制在30°，避免内翻，注入骨水泥后插入肱骨假体（**图7**）。用预先穿过骨孔的2~3根2号不可吸收线缝合肩胛下肌至肱骨截骨处。如果肩胛下肌张力过大，可通过减小头的大小调节张力。现在不仅有多种直径和厚度的肱骨头供选择，还有偏心头用于调节截骨后颈部截骨面头覆盖不良的问题。

◀ **手术技巧及注意事项** ▶ ·····························

对肩袖缺损的患者，可使用双极头或稍大型号的头，增加三角肌的力臂。对于肩袖缺损同时合并三角肌萎缩的患者，过度外移大结节可能导致肩胛下肌缝合过紧，反而影响活动度。为预防术后后脱位，要优先考虑肩胛下肌适度的张力下缝合，这可通过更换肱骨头的大小来调整。

图7 假体

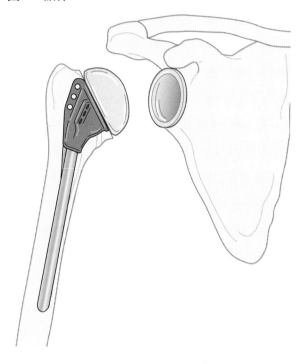

图8 肩胛下肌端端缝合

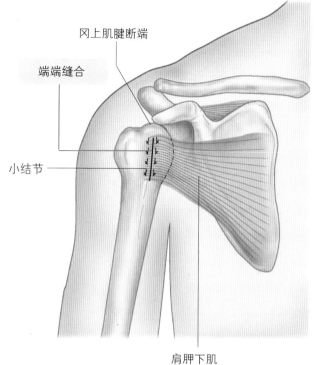

冈上肌腱断端

端端缝合

小结节

肩胛下肌

图9 肩胛下肌的缝合

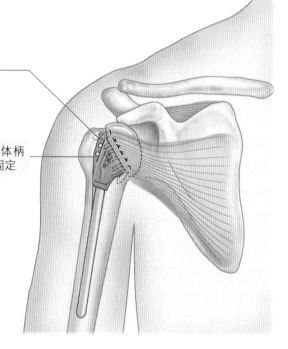

缝线穿过肱骨头截
骨端前缘的骨孔,
进行缝合

缝线穿过肱骨假体柄
的背孔进行缝合固定

7 肩胛下肌的缝合 难点

    肩胛下肌可进行端端缝合修复（**图8**），也可通过假体的侧孔缝合至肱骨前
缘的截骨面（**图9**）。后一缝合方法可延长肩胛下肌，改善外旋功能。对于肩袖
缺损的患者，笔者把肩胛下肌向上方稍稍上移后进行缝合，期待获得潜在的前屈
上举功能。缝合后，屈、伸、外展、外旋肩关节，确认肩胛下肌的紧张度，并做
记录，对日后制订功能康复锻炼计划有指导意义。

▶ 手术技巧及注意事项

　　长期随访结果表明，关节盂假体容易向上方或前方倾斜松动，所以在锉磨关节盂、关节盂开槽、使用骨水泥时均要考虑到上述情况，进行解剖固定。维持肱骨头后倾30°，在截骨、扩髓、假体植入时均须作为常识操作加以注意。

　　注意肩胛下肌缝合紧张度，其可以左右术后外旋的功能。

典型病例图像

【病例】 术后

术后 X 线正位片。

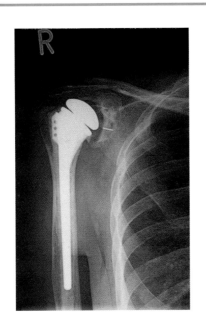

术后并发症及处理

　　术后三角巾悬吊固定或上肢自然下垂固定于躯干。如果固定不确切，尤其在仰卧位时，会导致肩关节后伸，最终引起肩关节的前方半脱位或脱位，这点要引起注意。患者仰卧位时，肘关节要垫高，避免肩关节后伸。

康复治疗

　　对术中无肩袖断裂，或肩袖有断裂，进行修复后张力不大的，可用三角巾内旋位悬吊1周。然后戴三角巾行Codman体操锻炼2周。第三周起去除三角巾，进行前屈、外展、外旋被动锻炼。肩袖修复后张力较大时，需要佩戴外展支具保护3周，再开始被动锻炼。锻炼时，要在保持外展位的状态下进行屈曲及外旋运动。

●文献

[1] 宮本隆司, 菅本一臣, 原田 拓, ほか. MRI によるリウマチ肩の障害進行様式の検討. 肩関節, 2000, 24: 199-203.

[2] Albertsen M, Egund N, Jonsson E, et al. Assessment at CT of the rheumatoid shoulder with surgical correlation. Acta Radiol, 1994, 35: 164-168.

[3] Keift G J, Dijkmans B A C, Bloem J L, et al. Magnetic resonance imaging of the shoulder in patients with rheumatoid arthritis. Ann Rheum Diseases, 1990, 49: 7-11.

[4] Mackenzie D B. The antero-superior exposure for total shoulder replacement. Orthop Traumatol, 1993, 2: 71-77.

[5] Thomas B J, Amstutz H C, Cracchiolo A. Shoulder arthroplasty for rheumatoid arthritis. Clin Othop Rel Res, 1991, 265: 125-128.

[6] Kelly I G. Unconstrained shoulder arthroplasty in rheumatoid arthritis. Clin Othop Rel Res, 1994, 307: 94-102.

[7] Sneppen O, Fruensgaard S, Johannsen H V, et al. Total shoulder replacement in rheumatoid arthritis: Proximal migration and loosening. J Shoulder Elbow Surg, 1996, 5: 47-52.

[8] Koorevaar R C T, Merkies N D F, Malefijt M C W, et al. Shoulder hemiarthroplasty in rheumatoid arthritis. Acta Orthop Scand, 1997, 68: 243-245.

[9] Stewart M P M, Kelly I G. Total shoulder replacement in rheumatoid disease. J Bone Joint Surg, 1997, 79-B: 68-72.

[10] Rozing P M, Brand R. Rotator cuff repair during shoulder arthroplasty in rheumatoid arthritis. J Arthroplasty, 1998, 13: 311-319.

[11] Sperling J W, Cofield R H, Rowland C M, et al. Neer hemiarthroplasty and Neer total shoulder arthroplasty in patients fifty years old or less. J Bone Joint Surg, 1998, 80-A: 464-473.

[12] Sojbjerg J O, Frinch L H, Johannsen H V, et al. Late results of total shoulder replacement in patients with rheumatoid arthritis. Clin Othop Rel Res, 1999, 366: 39-45.

肩类风湿关节的重建

半肩、全肩置换术中关节盂骨缺损患者的治疗

大连医科大学附属第一医院　　曲巍　傅重洋　译

骨科北新医院人工关节·内镜中心长
北海道大学医学部骨科客座临床教授　　末永直树

关节盂骨缺损的分类和手术适应证

肩OA的晚期、关节破坏进展期肩RA、陈旧性肩关节脱位、全肩关节置换术后关节盂假体松动的患者常常可伴有关节盂的骨缺损。盂的重建多数情况比较复杂，需要考虑到关节盂骨缺损的形态及是否使用盂假体来决定如何重建关节盂。

◆ 肩OA

肩OA常为盂后方骨缺损，多伴有肱骨头后方半脱位（【病例1】）。1999年，Walsch等用CT横断扫描对关节盂的骨缺损进行了五种分类（**图1**）。2006年，Habermeyer等根据冠状面扫描发现关节盂下方骨缺损存在几种类型，并进行了报告。总之，肩OA关节盂后下方的骨缺损问题相对更多。

上述情况常用的处理方法为骨缺损部行骨移植，残留正常关节盂进行盂关节面的偏心锉磨（eccentric reaming），最大限度保留关节盂的完整，减少头后倾角15°，使用augumented glenoid盂假体，解决盂后方的骨缺损，进行假体置换。

Augumented glenoid专用于解决关节盂后方的骨缺损，优点是不用强调盂的前倾角，保留盂骨质的同时，可减少肱骨的后倾角约15°。但是，Spencer等报道，augumented glenoid并不能改善稳定性，该假本在日本还未上市。笔者经验是对轻度骨缺损的患者行偏心锉磨，对重度骨缺损的患者行髂骨移植。

◆ 肩RA

肱骨头易发生上方移位出现上方骨缺损（【病例2】），肩RA人工肱骨头置换术后再手术的患者常常发现关节盂为适应肱骨头的形态而变形（【病例3】）。而且肱骨头内侧移位、关节盂中心磨损的病例也很多见（【病例4】）。

关节盂上方有骨缺损时对下方关节盂行偏心锉磨，中心型骨缺损也在下方中心点进行偏心锉磨，然后植入关节盂假体。前方或后方骨缺损较大的情况，可行喙突截骨移植手术。对肩袖功能缺失的患者，喙突截骨会损伤喙肩弓，加重肱骨头的上移，所以建议采用髂骨移植。笔者目前多采用切除的肱骨头或髂骨移植修复骨缺损。

◆陈旧性肩关节脱位

陈旧性肩关节前脱位可出现前方骨缺损（【病例5】），后脱位可出现后方骨缺损。这种骨缺损可利用切除的肱骨头进行骨移植。喙突截骨移植会发生喙肩弓的损伤，如果肩袖功能不全，可发生肱骨头上方半脱位，所以要尽可能地保留喙肩弓。

◆全肩置换术后关节盂假体松动

全肩置换术后关节盂假体松动除骨皮质外，多数无骨松质残留（【病例6】）。重建方法有：单纯骨移植、骨移植加二期盂假体植入、骨移植加金属背衬盂假体一期重建、骨移植加同种半月板移植等方法。如果半月板无法获得，可考虑利用近似曲率的髂骨外板重建关节盂，以后出现疼痛再考虑二期进行盂假体置换。

◆关节盂假体置换的适应证

一般来讲，由于材料的进步，全肩关节置换取得了很好的除痛及改善活动度的效果，长期的疗效值得期待。然而，由于骨量不足无法植入关节盂假体，或肩袖损伤的患者术后因外展功能丧失，可出现摇马（rocking horse）现象，会导致关节盂假体出现很高的松动率。上述两种情况为手术禁忌证。

术前再确认

◆体位、麻醉再确认

一般采用沙滩椅位，尽量使患者肩靠近术者，肩胛骨下方垫薄枕，使肩胛骨能旋向前方（**图2**）。对后方有关节盂缺损的患者可采用侧卧位。麻醉多选择全身麻醉或神经阻滞麻醉。

体位不当，因压迫或颈部向后方过伸以及向侧方过屈，术中可能会发生腓总神经、尺神经、臂丛神经、神经根的损伤，要注意。

术中预防下肢静脉血栓，可给患者穿弹力袜，抬高下肢促进静脉回流。虽

图1 肩OA关节盂骨缺损的分型[7]

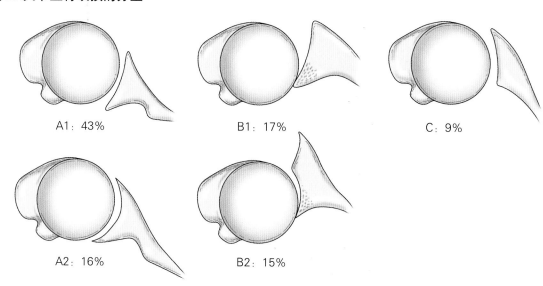

A1：43% B1：17% C：9%

A2：16% B2：15%

然上肢的手术下肢发生静脉血栓的概率较低，但如患者既往有血栓病史或高凝状态，需要抗凝或下肢使用空气泵预防静脉血栓。手术消毒范围由颈部到整个上肢，使上肢在术中能保持自由活动。肩关节的近端要保留足够的空间，以使肩关节能充分后伸。

◆ **手术器械再确认**

除了通常的手术器械外，还要准备保护三角肌的三角肌拉钩，弯钩、Bankart 拉钩等（**图 3**）。

图2 体位

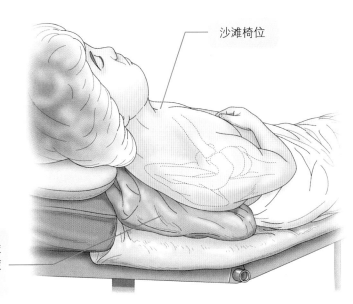

沙滩椅位

肩胛骨的下方垫薄枕，保持肩胛骨旋向前方

图3 各种手术器械

除了通常的手术器械外，需要准备保护三角肌的三角肌拉钩，弯钩、中心环状拉钩及 Bankart 拉钩等。

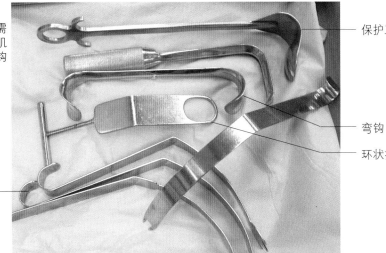

保护三角肌的三角肌拉钩

弯钩

环状拉钩

Bankart 拉钩

手术概要

1 切口

2 向深部显露入路

3 肩胛下肌的处理

4 肱骨头截骨

5 关节囊的切开

6 关节盂的重建与关节盂假体的插入

难点

7 肱骨柄的插入

8 肱骨头的选择

9 肩胛下肌的缝合

10 冲洗、引流、缝合

典型病例图像

【病例1】 术前

CT 像：关节盂的后方骨及软骨缺损，肱骨头后方半脱位。

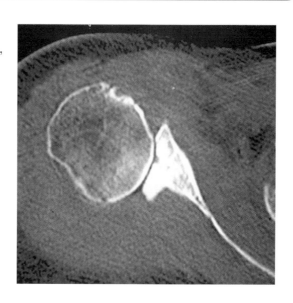

【病例2】 术前

CT 像：肱骨头上方移位，关节盂上方骨缺损。

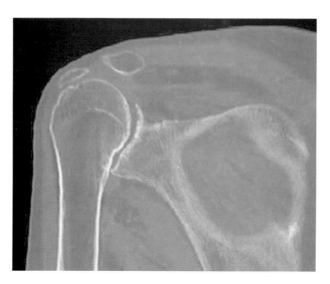

【病例3】 术后

单纯 X 线片。

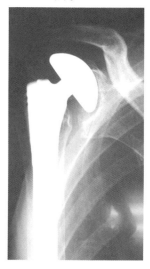

28

【病例4】 术前

单纯 X 线片。
肱骨头向关节盂中心方向移位。

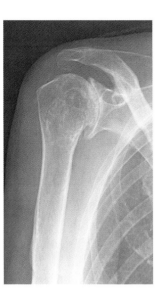

【病例5】 术前

CT 像。
陈旧性前脱位，伴盂前方骨缺损。

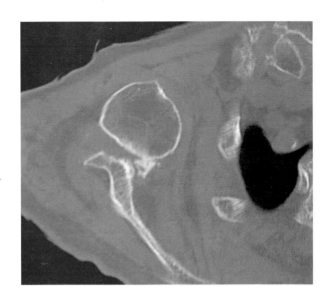

【病例6】 术前

ⓐ CT 像。
ⓑ 术中像。
全肩置换术后，关节盂假体松
动，除骨皮质外，几乎无骨松
质残留。

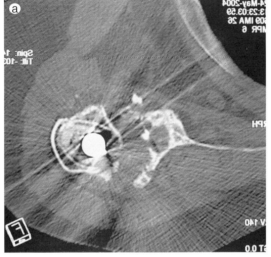
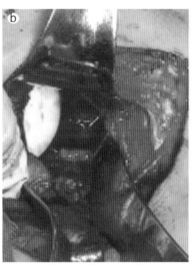

手术方法

肩关节位置较深，周围有重要的神经、血管，为了安全顺利地进行手术，需要熟练掌握各种入路解剖。肩关节手术代表的入路有三个（前、后、上方），一般前方入路多见。

1 切口

手术可用Ollier或Lesrlie、 Ryan等报道的腋窝切口（**图4**）。Ollier切口是在三角肌前缘，喙突至三角肌粗隆间的切口，向近端延伸可显露锁骨、三角肌起始部前缘和臂丛神经等，向远端延伸可显露肱骨干，对肌肉丰富的患者可进行充分显露。但该入路容易形成瘢痕，也不够隐蔽，所以缺乏美观性。腋窝切口起自腋前缘中点，向腋后缘延长4~6 cm，该切口最大的优点是隐蔽、美观，但是需要扩大显露关节时很困难。

2 向深部显露入路

切开皮肤后，分离脂肪层和筋膜层，找到头静脉，该静脉为胸大肌与三角肌的分界。头静脉在三角肌侧分支较多，如把头静脉分离至三角肌侧虽然结扎较少，但术中易被损伤，所以尽可能把头静脉拉向胸大肌侧。自联合腱与三角肌之间进入可显露肩关节前方滑膜囊，拉开联合腱可显露肩胛下肌，上肢后伸可见肩袖止点，后伸内旋可见冈上肌腱。喙突下方4~5 cm处有肌皮神经通过，术中拉钩注意不要损伤。内侧有腋动、静脉及神经存在，不要因拉钩过紧，压迫导致损伤。神经、血管也会因上肢过度外展、外旋造成损伤，要注意。

图4 切口

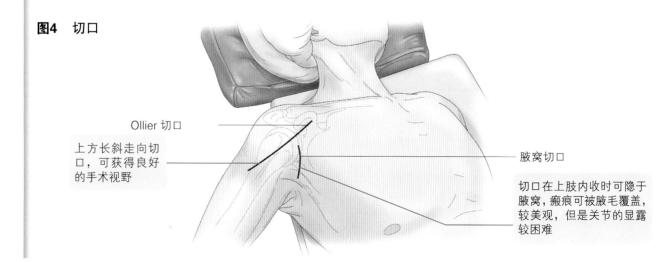

Ollier 切口
上方长斜走向切口，可获得良好的手术视野

腋窝切口
切口在上肢内收时可隐于腋窝，瘢痕可被腋毛覆盖，较美观，但是关节的显露较困难

3 肩胛下肌的处理

　　在上肢下垂时，如果肩关节被动外旋小于20°，可自小结节骨膜下切离肩
胛下肌，术后延长修复肩胛下肌（**图5a**）。如果没有外旋受限，仅行"L"形
切开，显露关节腔（**图5b**）。

> **手术技巧及注意事项**
>
> 　　肩胛下肌切断时若在切断部缝合牵引线，可容易地牵出卷入深部关节的肩
> 胛下肌。同时切除前方关节囊，松解肩胛下肌，修复时会相对容易（**图5-1**）。

4 肱骨头截骨

　　用摆锯行肱骨头截骨，注意保证后倾角。截骨前，增生的骨赘可用咬骨

图5　关节前方入路（肩胛下肌延长与剥离）

a. 肩关节被动外旋小于 20° 时　　　　　　　**b.** 肩关节无明显外旋受限时

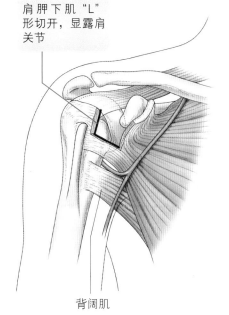

由小结节至背阔肌水平
进行骨膜下切开、分离，
翻转肩胛下肌，肩胛下
肌延长缝合至截骨面

肩胛下肌腱

肩胛下肌"L"
形切开，显露肩
关节

背阔肌　　　　　　　　　　　　　　　　　背阔肌

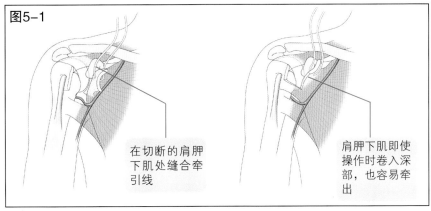

图5-1

在切断的肩胛
下肌处缝合牵
引线

肩胛下肌即使
操作时卷入深
部，也容易牵
出

钳咬除，也可使用骨刀。

手术技巧及注意事项 ··

如果后倾角过大，截骨时可能会损伤后方的肩袖与大结节，要注意。

5 关节囊的切开

在显露关节盂时，常常由于肱骨近端无法充分拉向后方导致无法充分显露。

手术技巧及注意事项 ··

切断关节盂下方及后方的关节囊，或充分剥离肱骨头侧关节囊后可容易地显露关节盂。

6 关节盂的重建与关节盂假体的插入 难点

术中需要用到环状拉钩和Bankart拉钩，关节盂周围显露要充分。在使用髋臼拉钩时注意避免关节盂颈部的骨折，最后用关节盂锉去除残存的关节盂软骨。

◆ 偏心锉磨重建关节盂

以Walsh分类B2型为例，先磨掉关节盂的增生成角等不平处（**图6a**）。然后利用导向器及电钻制作关节盂的中央骨孔（**图6b**）。此时，中央骨孔的角度

图6 关节盂锉进行关节盂的重建

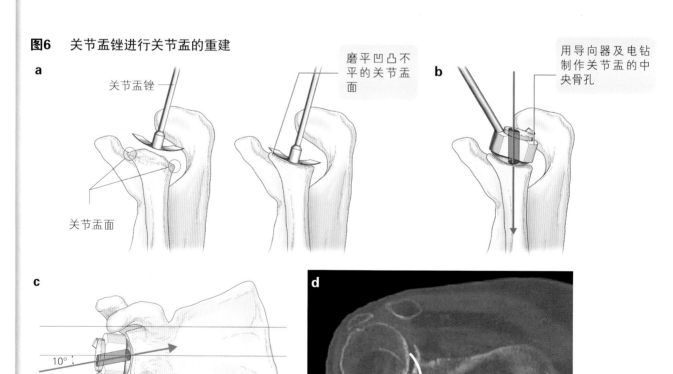

a 关节盂锉　磨平凹凸不平的关节盂面　关节盂面

b 用导向器及电钻制作关节盂的中央骨孔

c 10° 确认关节盂假体试模与关节盂面准确贴附

d

图7 制作中央骨孔的装置（此装置现正处于改进中）

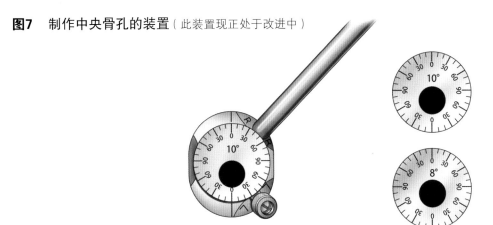

图8 肱骨头移植进行关节盂重建

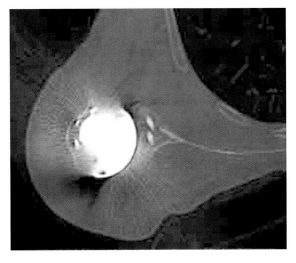

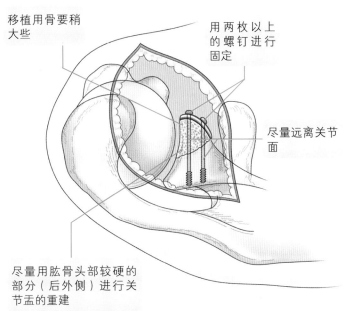

移植用骨要稍大些

用两枚以上的螺钉进行固定

尽量远离关节面

尽量用肱骨头部较硬的部分（后外侧）进行关节盂的重建

完全取决于关节盂的倾斜角度（**图6c**），可参照利用笔者独自研发的装置（**图7**）。然后，用相应型号的关节盂锉（锉的中心突起可插入关节盂的中心孔）锉磨关节盂。最后，在导向器的引导下制作插入盂假体的骨槽。术中如果钻头贯穿肩胛骨对侧，可取头部骨松质填塞。

试模确定关节盂假体大小，骨水泥装入5~10 mL注射器，在拔丝期注入骨水泥，用手指向深部挤压骨水泥2~3次。关节盂表面不要有骨水泥，然后植入关节盂假体。

◆ 肱骨头移植关节盂重建

在锉磨关节盂前，取肱骨头后外侧坚硬的骨质对关节盂的骨缺损处进行骨移植，尽可能用两枚以上的螺钉进行固定（**图8**）。移植骨块要稍大些，螺钉要远离关节面。后方骨缺损时移植骨块较难固定，可用空心钉经皮固定或后方切开进行固定。

◆ 髂骨外板进行关节面的重建

坚硬的骨皮质放于外侧，用于关节面的重建，内部间隙处填充松质骨（**图9**）。

7 肱骨柄的插入

多数情况下，可用头部取下的骨松质打压植骨后，使用生物型假体柄。打压植骨时尽可能在内侧植入坚硬的骨质，避免头内翻（**图10**）。使用骨水泥型假体时，远端插入髓腔塞，吸引器一边吸血一边注入骨水泥，然后插入假体柄。

图9 利用髂骨外板进行关节面的重建

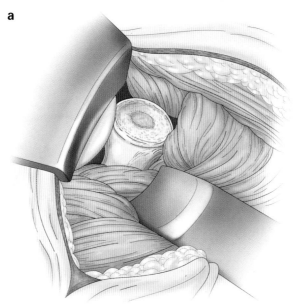

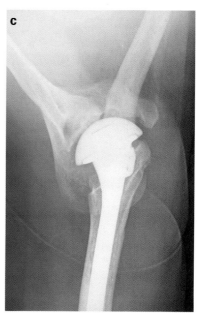

术后1年X线片

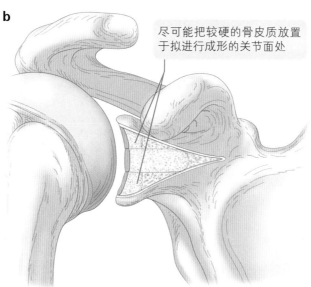

尽可能把较硬的骨皮质放置于拟进行成形的关节面处

图10 肱骨头骨移植进行打压植骨

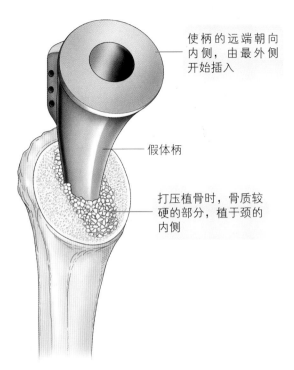

使柄的远端朝向
内侧，由最外侧
开始插入

假体柄

打压植骨时，骨质较
硬的部分，植于颈的
内侧

8 肱骨头的选择

对截骨面覆盖不好的患者可选用偏心型头假体进行调节，头的高度要高于大结节5~6 mm。

9 肩胛下肌的缝合

用2号不可吸收线缝合。不需要延长的患者，原位缝合。对需要延长的患者，插入假体前，髓腔钻孔穿好缝线，假体植入后，易于缝合。在牵引状态下，把肩胛下肌缝合至截骨面，完成肩胛下肌的延长。

10 冲洗、引流、缝合

彻底冲洗切口，3~4 mm引流管从三角肌下方引出，皮下用3-0可吸收线缝合，皮肤切口用胶带黏合。

康复治疗

功能锻炼计划见**表1**。为避免前方脱位，术后三角巾或支具固定2周，避免肩关节后伸、外展、外旋。第二周起开始肌力及少活动度的功能锻炼，争取2周内达成锻炼目标。卧位锻炼方法见**图11a**，立位预防后下方关节囊、大圆肌、背阔肌挛缩的锻炼方法见**图11b**。

表1 康复锻炼计划

●三角巾固定 2 周
●术后 1 日：手指屈伸运动，100 次 / 日
　　　　　　仰卧位棒体操（屈曲、外旋），50 次 x（早、中、晚）
　　　　　　Codman 体操（屈伸、内收、外展、内外旋），100 次 x（早、中、晚）
●术后 3 日：钟摆运动，20 次 x（早、中、晚）
　　　　　　外旋肌力锻炼，20 次 x（早、中、晚）
　　　　　　卧位上举运动，20 次 x（早、中、晚）
●术后 1 周：康复科就诊进行肌力及活动度的锻炼

图11 术后康复锻炼

a. 为了使关节的位置觉早期恢复，仰卧位进行举矿泉水瓶的主动运动

b. 肩关节被动前屈上举运动（悬吊运动）

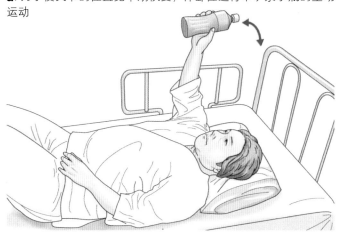
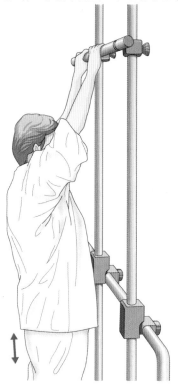

●文献

［1］末永直樹, 三浪明男, ほか. 変形性肩関節症に対する人工骨頭および全人工関節置換術. 肩関節, 2002, 26：100-104.

［2］末永直樹. 上腕骨骨折(骨頭骨折, 近位端骨折, 骨幹部骨折を含む). 整形外科医のための周術期管理のポイント, 菊地臣一, 三浪明男, ほか編, メジカルビュー社, 東京, 2002, 52-59.

［3］末永直樹. 三浪明男, ほか. 腱板断裂手術後のリハビリテーション. 整形外科運動療法実践マニュアル // 白土 修, 宗田 大編, 全日本病院出版会, 東京, 2002, 24-32.

［4］末永直樹. 全人工肩関節置換術と人工骨頭置換術の術後成績の比較. 臨整外, 2003, 38：1159-1163.

［5］末永直樹. 手術療法の考え方と進め方 - 人工肩関節置換術. リウマチ科, 2006, 35：163-167.

［6］末永直樹. 肩関節への進入路. 図説 新 肩の臨床 // 高岸憲二編, メジカルビュー社, 東京, 2006, 70-75.

［7］Walsh G, Badet R, et al. Morphologic study of the glenoid in primary glenohumeral osteoarthritis. J Arthroplasty, 1999, 14：756-760.

［8］Spencer EE Jr, Valdevit A, et al. The effect of humeral component anteversion on shoulder stability with glenoid component retroversion. J Bone Joint Surg, 2005, 87-A：808-814.

肘类风湿关节的重建（表面置换型人工肘关节）

Kudo假体治疗肘RA

大连医科大学附属第一医院　**曲巍　蒋华军**　译

国立医院机构相模医院骨科·风湿科手术部长　**森　俊仁**
国立医院机构相模原医院名誉院长　**工藤　洋**

手术适应证

肘关节置换术适应证：Larsen分类Ⅳ级以上、关节有严重破坏、疼痛伴肘关节不稳定、活动受限或关节强直。

◆ 疼痛伴关节僵硬

肘关节疼痛、活动受限，屈肘小于110°，手指无法到达头面部，严重影响功能。X线检查可见到冠突及尺骨关节面有骨质增生。

◆ 疼痛伴肘关节不稳定

尽管肘关节被动活动度可能不受影响，但因为疼痛或关节不稳定，肘关节主动活动会受到影响，如手持重物后肘关节无法主动屈伸。X线Larsen分级Ⅳ~Ⅴ级，关节骨质严重受损。

◆ 肘关节强直

肘关节强直有纤维性强直、骨性强直，会出现各种角度的固定畸形。如果处于伸直位强直，功能上是最不便的。

以上三种情况是肘关节置换的适应证，尤其是Larsen分类Ⅴ级以上有严重骨破坏的，肘关节置换是唯一选择。

肘关节置换术对解决疼痛，改善关节活动度及恢复稳定性，非常有优势。现有连接型（linked type）和非连接型（non-linked type）假体。

Kudo型假体属非连接型表面置换假体。1972年Ⅰ型假体首次研发并应用于临床。经逐渐改进后，1993年研发出Ⅴ型假体，使用至今。肱骨假体使用无骨水泥技术固定，尺骨假体既有无骨水泥型，也有骨水泥型设计。

2004年Kudo假体一度中止销售，2005年Biomet公司生产的K-elbow上市，其porous coating无骨水泥型假体未得到日本厚生劳动省许可。2008年porous coating肱骨侧无骨水泥型假体得到厚生劳动省许可，K-elbow的porous coating型假体可以上市使用。

为了提高 Kudo V型假体的长期疗效，肱骨侧可使用porous coating无骨水泥型假体，尺骨侧使用interlock骨水泥型假体固定，这种混合组合置换被认为是理想的组合。尺骨冠突缺损的患者，使用带金属背衬长柄（metal-backed long stem）假体。严重骨质疏松、肱骨侧有骨质缺损的患者，使用骨水泥型假体（K-elbow V型、interlock骨水泥型）。

人工肘关节置换可解决RA引起的各种肘关节问题，手术损伤小，并发症少，长期疗效较好。对于假体松动的患者，需要考虑假体翻修是否相对容易。Kudo假体具备上述优点，是比较优秀的肘关节假体之一。

术前再确认

◆ 一般状况再确认
（1）评估RA患者的全身状况，有无并发症及感染灶。
（2）评估围术期治疗RA的药物是否需要停药。
（3）影像学客观评价肘关节，评估术中是否需要植骨。
（4）术前评估有无尺神经卡压及颈椎病。
（5）评估相邻关节功能，尤其是前臂，如有旋后障碍，要评估是否需要进行尺骨头切除。

◆ 体位、麻醉再确认
一般可用全身麻醉或臂丛神经阻滞麻醉。
体位取45°侧卧位，手术时上肢置于胸前，使肘关节的后方朝上，止血带尽可能靠近腋部（**图1**）。

◆ 手术器械再确认
（1）咬骨钳。
（2）微型摆锯。
（3）磨钻。
（4）人工肘关节相关手术器械。

图1 体位

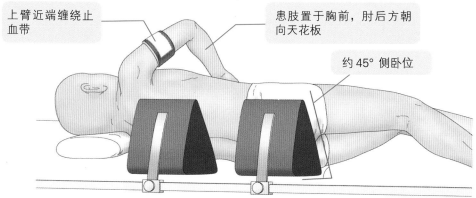

上臂近端缠绕止血带

患肢置于胸前，肘后方朝向天花板

约45°侧卧位

手术概要

1 切口

2 尺神经的分离及保护

3 筋膜及腱膜的切开，显露关节

4 假体的选择

5 肱骨侧截骨

6 尺骨侧截骨

7 复位试模，假体固定 难点

8 筋膜及腱膜缝合

9 松开止血带

10 尺骨头切除、尺神经前置

11 放置引流管，缝合

典型病例图像

【病例】 术前

71岁，女性。肘关节术前疼痛及不稳定，术前活动范围伸/屈=40°~145°，旋后70°，旋前45°。
ⓐ 正位片。
ⓑ 侧位片。
X线 Larsen 分型 IV 级，关节间隙消失，尺骨滑车破坏，内侧骨赘增生。

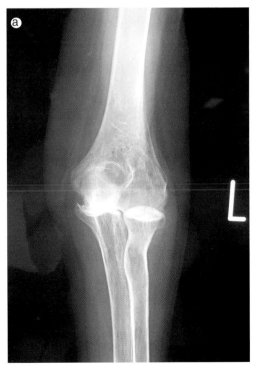

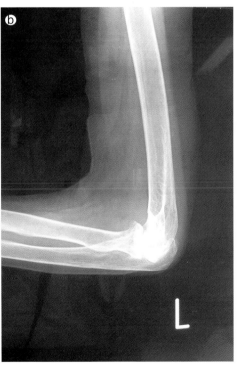

手术方法

1 切口

肘后方正中切口（**图2**），鹰嘴处稍做弧形切开，注意肘后方皮肤血运。

2 尺神经的分离及保护

于切口近端、三头肌内侧找到尺神经，小心向肘管方向分离，打开肘管，充分游离，向前方进行尺神经前置。注意切开尺侧腕屈肌腱膜，避免术后尺神经二次卡压。

> **手术技巧及注意事项**
>
> 分离尺神经时注意双极电凝仔细止血，否者易导致术后形成血肿，压迫尺神经。

3 筋膜及腱膜的切开，显露关节

可参照Campbell的后方入路进入。把鹰嘴及鹰嘴以远尺骨棘外侧缘筋膜切开，剥离尺骨上的肌肉附着。向近端延长筋膜切口，肱三头肌腱膜开"V"形瓣，如**图3**所示，红：内侧头，蓝：长头，绿：外侧头。切开肱三头肌腱膜约6~7 cm，掀起"V"形瓣，肱三头肌瓣掀起后，向近端翻转，缝合固定（**图3-1**）。

"Y"形切开肘后关节囊，剥离三头肌与肱骨的附着，切断内侧关节囊。

图2 切口

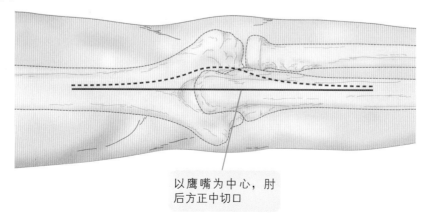

以鹰嘴为中心，肘后方正中切口

40

图3 筋膜及腱膜的切开

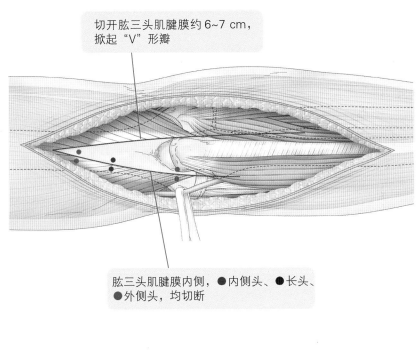

切开肱三头肌腱膜约6~7 cm，掀起"V"形瓣

肱三头肌腱膜内侧，●内侧头、●长头、●外侧头，均切断

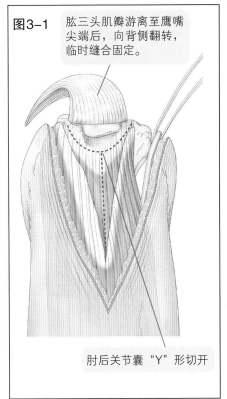

图3-1 肱三头肌瓣游离至鹰嘴尖端后，向背侧翻转，临时缝合固定。

肘后关节囊"Y"形切开

术中视情况，如有必要，内侧副韧带的前束可以切断。切断内侧副韧带后肘关节可出现脱位。此刻，屈肘前臂旋后可充分显露肘关节。

由后向外充分剥离外髁附着的关节囊。切断环状韧带与关节囊尺骨侧的附着，露出桡骨头颈部，距桡骨头10~15 mm，切除桡骨头。关节内增生的滑膜组织彻底切除。

手术技巧及注意事项

（1）肱三头肌腱膜切开时，由于腱膜走行方向的原因，用尖刃刀斜向切断腱膜困难，此时可使用电刀切断腱膜。切断腱膜时要标记位置，便于修复。

（2）切断内侧副韧带的前束是术中为了脱位肘关节，充分显露关节腔，不得不进行的一步操作，也是为了缓解术后关节疼痛及关节僵硬的必要措施。

（3）如果关节外侧显露不充分，沿尺骨棘向远端切开即可。如果沿筋膜横向切开，会导致术后肘关节脱位的风险增加。

4 假体的选择

假体分左右侧，有两种型号。术前需要用模板与X线片比对，决定假体尺寸大小。术中需要用假体试模再次比对大小。原则上假体的尺寸以尺骨假体的大小来决定。选择的假体要使冠突的长度能得到足够的保留。

尺骨假体与肱骨假体大小要匹配。

5 肱骨侧截骨

首先，在肱骨滑车中央部进行截骨。方法：中心点稍偏向外侧，截骨前在肱骨滑车处做好标记，用音叉形骨刀进行截骨；也可使用微型摆锯截骨（**图4**）。

其次，用磨钻在截骨后肱骨鹰嘴窝处开通髓腔。髓腔开通后用髓腔锉扩髓。植入肱骨试模假体，作为进一步截骨的导向器。肱骨假体有20°的前倾角，为了准确植入，后方需要较多骨量的截骨（**图5**）。肱骨假体有5°的外翻

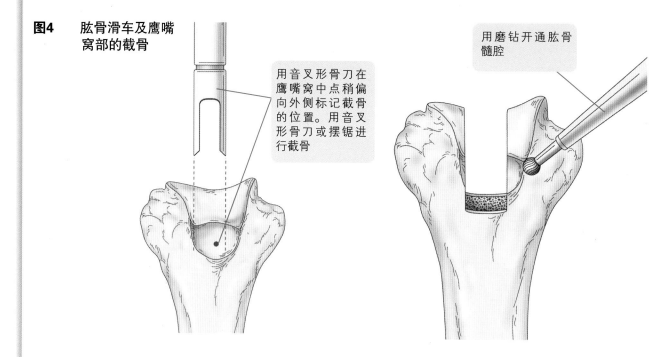

图4 肱骨滑车及鹰嘴窝部的截骨

用音叉形骨刀在鹰嘴窝中点稍偏向外侧标记截骨的位置。用音叉形骨刀或摆锯进行截骨

用磨钻开通肱骨髓腔

图5 肱骨的截骨

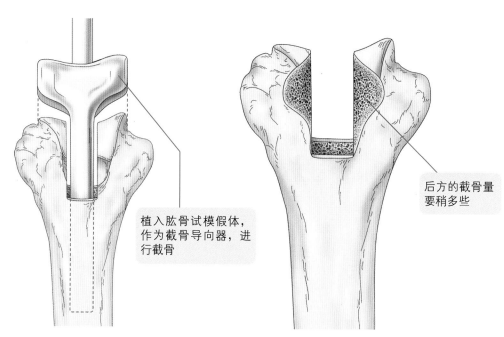

植入肱骨试模假体，作为截骨导向器，进行截骨

后方的截骨量要稍多些

角，正常情况假体打入时可与外侧骨面准确匹配，但内髁有骨缺损时，假体与
内侧骨面会产生间隙。解决办法是可在间隙处植骨或用骨水泥填塞。

手术技巧及注意事项

（1）肱骨侧截骨时，因髓腔稍稍偏向外侧，开通髓腔时要注意。肱骨滑车截
骨，植入假体试模的方向正确与否，需要参照近端肱骨干的位置。
（2）肱骨的旋转轴与滑车基本平行，术中可参考内上髁前方的肱骨滑车或内
上髁的位置。

6 尺骨侧截骨

首先要切除鹰嘴及冠突处的增生骨质。尺骨关节面外侧半要比内侧半高出
一些，外侧半高出的部分用咬骨钳或磨钻进行切除（**图6**）。然后用尺骨圆锉
做出平坦的骨面。用圆锉锉磨骨面时鹰嘴侧骨质可多切除，冠突侧骨质要多保
留。尺骨的厚度平均保留7~8 mm。然后用磨钻开通尺骨髓腔（**图7**）。髓腔锉
扩髓（**图8**）。尺骨关节面内侧骨赘切除。

手术技巧及注意事项

尺骨的髓腔稍稍外偏。尺骨的长轴方向可通过触摸尺骨背侧的骨嵴感知。插
入假体时，在侧方注意不要让假体的尾端上翘。

图6　尺骨关节面的截骨

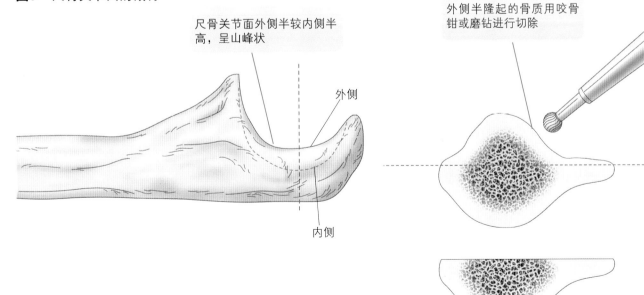

尺骨关节面外侧半较内侧半
高，呈山峰状

外侧

内侧

外侧半隆起的骨质用咬骨
钳或磨钻进行切除

图7 尺骨关节面成形

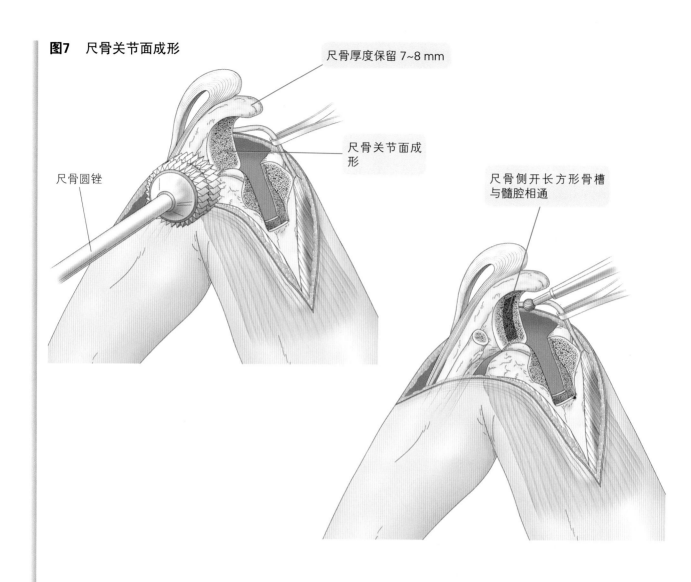

尺骨厚度保留 7~8 mm

尺骨关节面成形

尺骨圆锉

尺骨侧开长方形骨槽与髓腔相通

图8 尺骨髓腔成形与尺骨假体植入

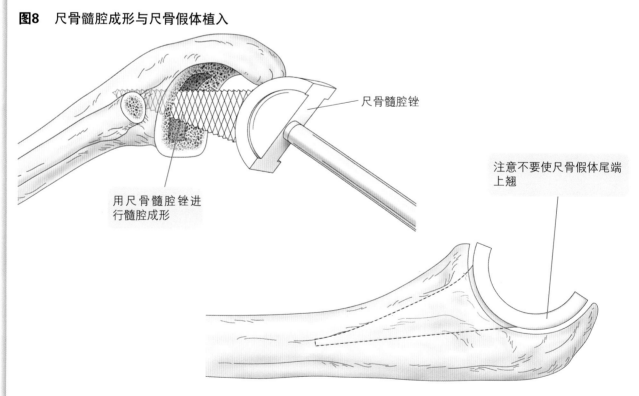

尺骨髓腔锉

用尺骨髓腔锉进行髓腔成形

注意不要使尺骨假体尾端上翘

7 复位试模，假体固定 难点

先插入尺骨试模假体，然后插入肱骨试模假体，复位后进行屈伸运动，检查活动范围。确定假体相互匹配和稳定。

一般活动范围可达120°，但伸肘常常受限，伸肘丢失30°以上情况很常见。如果伸肘过度受限，肱骨远端需要追加截骨2~3 mm，把肱骨假体向近端打入些（**图9**）。相反，伸肘可达0°或过伸，可能会导致术后不稳定及半脱位。这时需要假体植入浅些，或者用骨水泥、骨移植进行弥补（**图10**）。

图9　肘关节背伸受限的解决办法

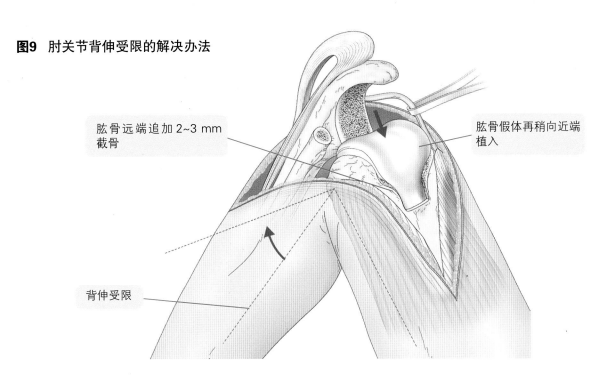

肱骨远端追加2~3 mm截骨

肱骨假体再稍向近端植入

背伸受限

图10　肘关节过伸的解决办法

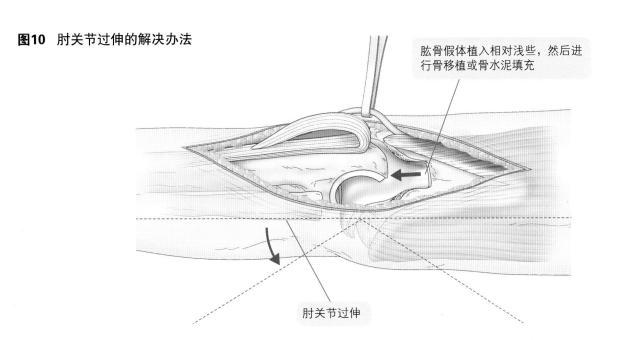

肱骨假体植入相对浅些，然后进行骨移植或骨水泥填充

肘关节过伸

45

冲洗后固定假体。尺骨侧原则上需要骨水泥固定。全聚乙烯尺骨假体常常容易松动，现在使用metal-backed方向假体较多。尺骨髓腔扩大后，冲洗，用手指向髓腔填入骨水泥（含尺骨面），确认尺骨髓腔后植入假体，注意尾端不能上翘。

肱骨假体原则上使用无骨水泥型固定。假体插入后让外侧假体与外侧髁骨面接触，内侧假体翘起常因有骨缺损的存在，需要进行植骨或填充骨水泥。如行骨移植，可利用术中截骨切除的骨块。骨缺损如果过大，可取髂骨进行移植（**图11**）。试模时如果假体不稳定，可考虑骨水泥固定，多数情况不需要骨水泥固定。

手术技巧及注意事项

如果尺骨与肱骨假体匹配不良，多数情况是尺骨截骨不当、肱骨侧假体内翻角度设置不当或旋转轴有问题。此时，需要重新截骨，安装调试假体。

难点解析

假体打入时，内髁发生骨折！

打入肱骨假体时，偶有内髁骨折，如果无移位，一般骨折稳定。如果有移位，需要进行螺钉固定，肱骨假体可用骨水泥进行固定。

图11 肱骨假体插入

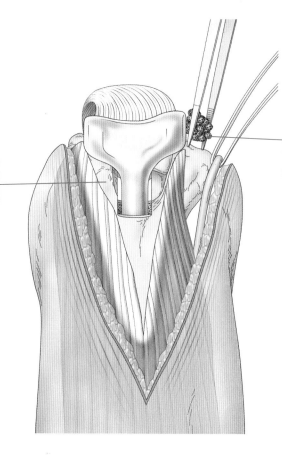

肱骨假体向深部插入时，内髁会向侧方发生微动

在间隙内植骨或填充骨水泥。如果骨缺损过大，自髂骨取带半侧骨皮质的髂骨板进行骨移植

8 筋膜及腱膜缝合

　　屈肘90°进行缝合，在适当的张力下缝合鹰嘴背侧腱膜是预防术后关节脱位的重要手段。如果患者术前屈肘功能很差，肱三头肌腱膜需要延长1~2 cm，进行"V–Y"延长缝合（**图12**）。

手术技巧及注意事项

　　进行"V"形瓣缝合时，分别要把内侧头、长头、外侧头缝回剥离前的原位。内侧头缺乏腱性组织，不易缝合，所以缝合内侧头时，肘关节可适当地处于伸直位状态。

9 松开止血带

　　以上步骤完成后，松开止血带，压迫止血。如果手术超过90分，要松开止血带，避免出现神经麻痹。尺神经伴行血管要认真止血，否者术后易出现血肿。

图12　筋膜、腱膜的缝合

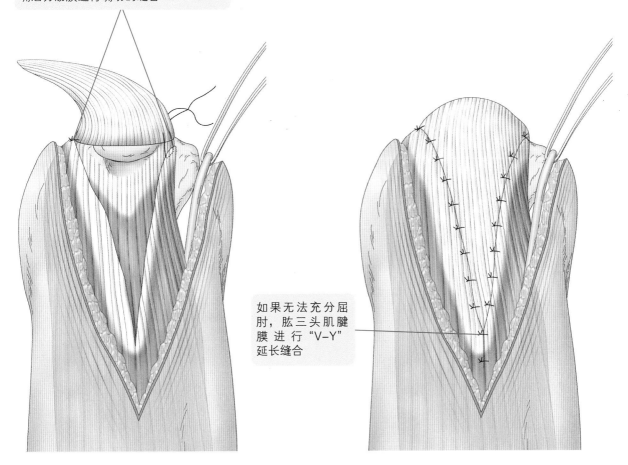

术后预防肘关节脱位最重要的一点是鹰嘴后方筋膜进行确切的缝合

如果无法充分屈肘，肱三头肌腱膜进行"V–Y"延长缝合

10 尺骨头切除、尺神经前置

术前前臂有旋后障碍的患者，术中要进行确认，如仍有旋后受限，需要追加尺骨头切除，以改善旋转功能。然后尺神经前方皮下前置，注意避免出现二次神经卡压。

11 放置引流管，缝合

缝合皮肤前，内侧放置引流管一根。

典型病例图像

【病例】 术后

ⓐ 正位片。
ⓑ 侧位片。
人工肘关节置换术后，力线良好。

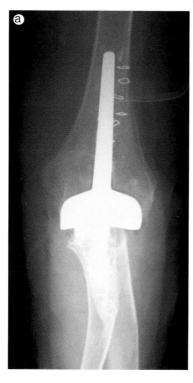 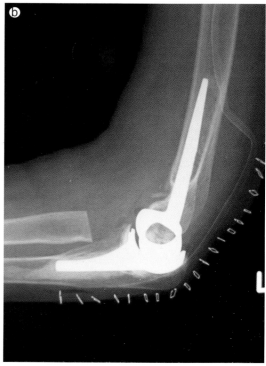

术后并发症及处理

◆ 尺神经损伤

尺骨内侧骨赘、血肿压迫是术后尺神经损伤的常见原因。所以，术中要仔细分离神经，切除内侧增生骨赘，认真止血。术后一旦发现尺神经损伤，应进行原因判断，然后尽早手术探查。

◆ 脱位、不稳定

背侧腱膜在张力下缝合是预防肘关节脱位最重要的一点。如果术后发生脱位，要重新手术，张力下进行背侧腱膜的重新缝合。

◆ 术后皮肤切缘坏死

术后皮肤切缘坏死比较少见，如有坏死，长期不愈合要考虑可能会引起深部感染，需要及时进行清创处理。

康复治疗

术后屈肘60~90°，前臂中立或旋后位石膏固定。1周后可间断拆石膏进行肘关节屈伸运动，术后2~3周仅夜间进行石膏固定。3周后去除石膏固定。

● 文献

［1］ Larsen A, Dale K. et al. Radiographic evaluation of rheumatoid arthritis and related conditions by standard reference films. Acta Radiol Diagn(Stockh), 1977, 18：481–491.

［2］ Pooley J, Singh R K. An inclusive classification for elbow prostheses. J Bone joint Surg, 2002, 84–B (Supp.2)：196.

［3］ Kudo H, Iwano K, et al. Total elbow arthroplasty with use of a nonconstrained humeral component inserted without cement in patients who have rheumatoid arthritis. J Bone Joint Surg, 1999, 81–A：1268–1280.

［4］ 森　俊仁, 岩野邦男, ほか. RA 肘に対する工藤式人工肘関節の成績. 整・災外, 2004，47：741–749.

［5］ Mori T, Kudo H, et al. Kudo type–5 total elbow arthroplasty in mutilating rheumatoid arthritis：a 5–to 11 year follow–up. J Bone Joint Surg, 2006, 88–B：920–924.

［6］ Campbell W C. Arthroplasty of the elbow. Ann Surg, 1922, 76：615–623.

肘类风湿关节的重建（表面置换型人工肘关节）

MNSK型人工肘关节

沈阳医学院附属奉天医院　**王彦生　译**
大连医科大学附属第一医院　**曲巍　译**

长冈红十字医院风湿科骨科部长　**羽生忠正**

人工肘关节的适应证

　　目前人工肘关节有带柄型表面假体和loose-hinge型两种。带柄型表面假体主要用于处理韧带功能不全及脱位的患者。笔者目前使用的MNSK型假体原则上用于滑车被吸收，但内髁或外髁有一侧骨质完好，而且韧带功能完好的患者。部分翻修手术，即使有骨缺损，通过骨移植及肱骨远端成形，也可以使用MNSK型假体。

　　Loose-hinge型假体由于柄的应力过度集中，旋转轴处的聚乙烯内衬磨损导致假体周围骨质吸收，易出现松动。该型翻修时骨水泥清除困难，加上处理骨缺损时在日本从骨库中获得异体骨有困难，所以此型假体仅应用于韧带功能不全的患者。

手术方法

1 手术体位

　　患者半侧卧位，患肢置于侧胸部，术者立于患者背后，助手站于对侧（**图1**）。

2 显露

　　后正中切口（**图2**），游离尺神经并用皮条牵引保护（**图3**），伸肘障碍的患者需要行尺神经前置术。显露关节一般用津下法，肱三头肌腱的剥离最好能保留1/2（**图4**）。有伸肘受限的患者要保留侧副韧带，肱三头肌腱"V"形切开，最后行"V-Y"延长术。

图1 体位

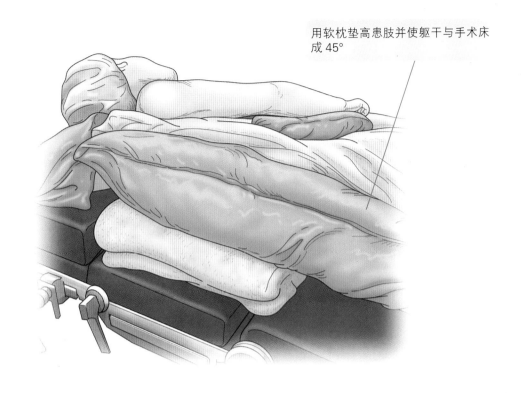

用软枕垫高患肢并使躯干与手术床
成 45°

图2 切皮

图3 保护尺神经

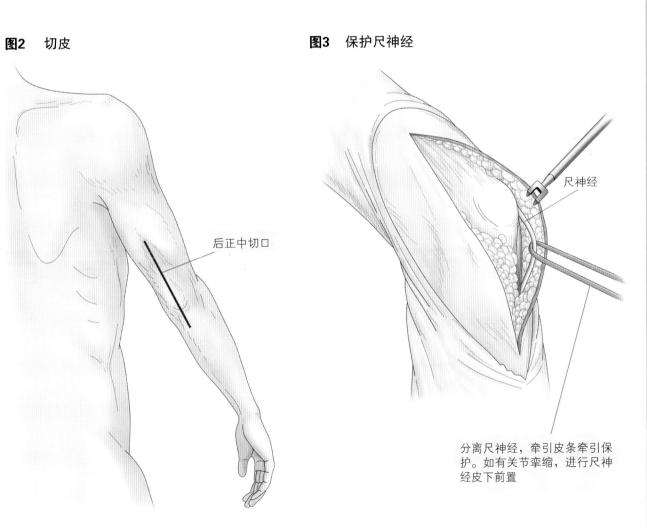

后正中切口

尺神经

分离尺神经，牵引皮条牵引保
护。如有关节挛缩，进行尺神
经皮下前置

图4 显露肘关节

剥离肱三头肌腱时要
保留1/2

图4-1

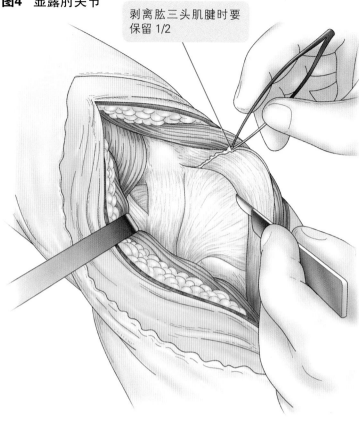
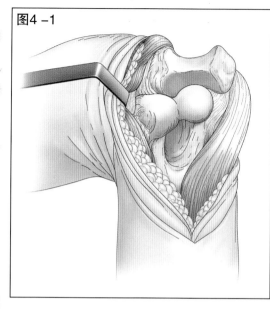

　　在桡侧副韧带的近端进行阶梯状切断，保留止点处韧带备缝合。切除桡骨头，平行尺骨背侧骨面切除鹰嘴尖。松解尺侧副韧带的后方，肘关节最大屈曲位，强力旋后前臂，可脱位肘关节（图4-1）。

3 尺骨侧的操作 　

　　沿尺骨轴的方向用2 mm克氏针插入髓腔。以此为导向，向深部插入尺骨髓腔锉（**图5a**）。入口处直径为10 mm，锉平尺骨入口处背侧（**图5b**）。插入尺骨假体试模，外翻7°确认与尺骨背侧骨面平行，磨削多余骨质，直到假体与尺骨完全紧密匹配（**图5c**）。

　　清除冠突及内侧副韧带上方增生的骨质（**图6**）。安装完尺骨假体试模后复位肘关节，检查关节挛缩的程度。可通过肱骨截骨，或尺骨再截骨改善肘关节的挛缩。

4 肱骨侧的操作

　　在鹰嘴窝最深处插入3 mm髓腔导针，髓腔锉扩髓，然后插入与髓腔钻同样直径的髓腔棒（**图7a**）。髓腔棒上安装肱骨远端截骨导向器，外翻4°对肱骨远端进行截骨（**图7b**）。髓腔棒上安装前后面截骨导向器及力线导向器进行前

图5 尺骨的操作　　　　　　　　　　　　**图6** 切除内侧增生的骨赘

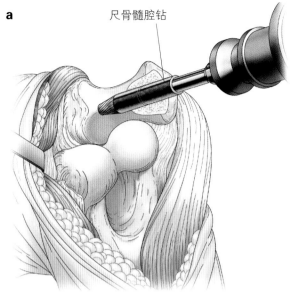

a

尺骨髓腔钻

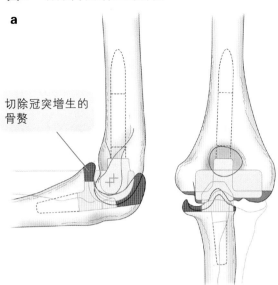

a

切除冠突增生的骨赘

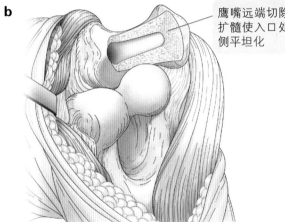

b

鹰嘴远端切除，扩髓使入口处背侧平坦化

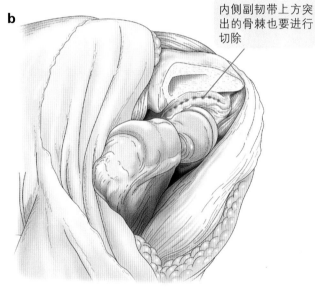

b

内侧副韧带上方突出的骨棘也要进行切除

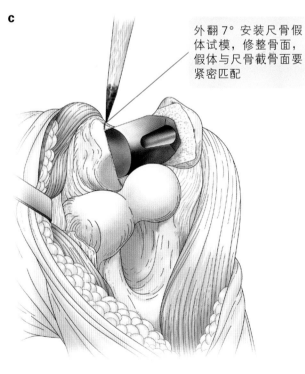

c

外翻7°安装尺骨假体试模，修整骨面，假体与尺骨截骨面要紧密匹配

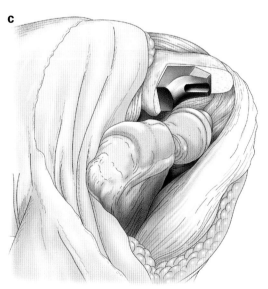

c

图7 肱骨的操作

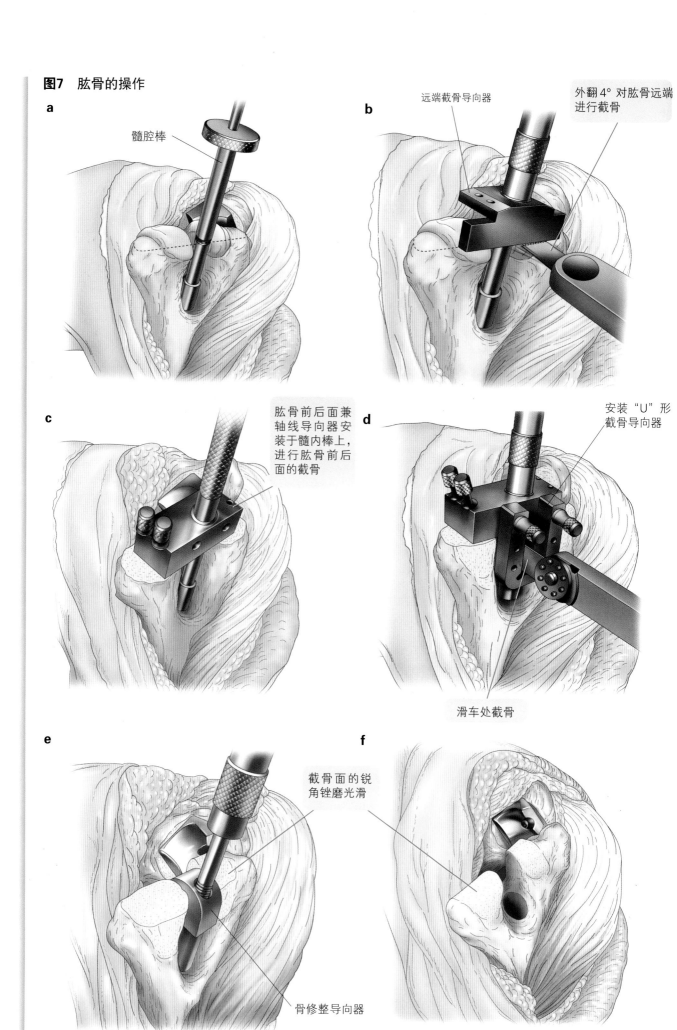

a

髓腔棒

b

远端截骨导向器

外翻 4° 对肱骨远端进行截骨

c

肱骨前后面兼轴线导向器安装于髓内棒上，进行肱骨前后面的截骨

d

安装 "U" 形截骨导向器

滑车处截骨

e

截骨面的锐角锉磨光滑

骨修整导向器

f

远端截骨导向器

54

后面的截骨（**图7c**）。然后安装"U"形截骨导向器，对肱骨滑车进行截骨（**图7d**）。最后安装骨修整导向器，修整肱骨远端的锐角，使假体能与肱骨紧密匹配（**图7e**、**图7f**）。

> **手术技巧及注意事项**
>
> 当有较大的骨缺损时，截骨时，工具与残留的骨面对合较困难。此时确定旋转轴的要点是以鹰嘴窝近端的肱骨水平面为参照物。

5 尺骨侧假体试模

两侧假体试模插入后，前臂屈曲旋后，伸直旋前进行假体试模的确认（**图8**）。

> **手术技巧及注意事项**
>
> 如果尺侧副韧带张力过高，尺骨假体旋转轴会出现问题，在屈肘时关节面的外侧会翘起（**图8–1**）。术后容易出现肘关节脱位。解决办法：如果鹰嘴内侧截骨不充分，需要重新进行截骨；如果尺侧副韧带尺侧有突出的骨赘未处理，需要切除增生的骨赘（**图8–2**）。

图8　尺骨假体试模

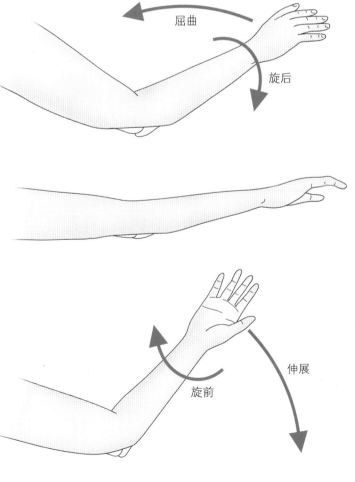

屈曲

旋后

伸展

旋前

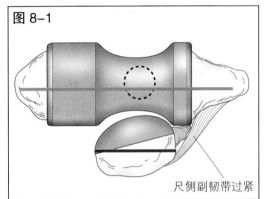

图 8-1

尺侧副韧带过紧

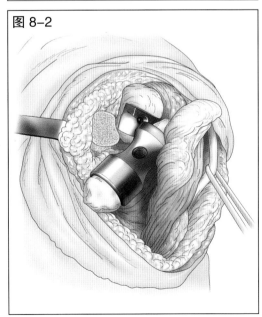

图 8-2

6 是否进行骨水泥的固定

尺骨假体目前建议用骨水泥进行固定。肱骨假体混合固定，髓腔内无骨水泥固定，当假体柄植入2/3时，假体box内注入骨水泥（**图9**），仅此部分骨水泥固定，最后完全植入假体。

7 桡侧副韧带修复

肱骨钻孔缝合桡侧副韧带（**图10**），修复肘肌及肱三头肌腱膜。

图9 肱骨假体注入骨水泥

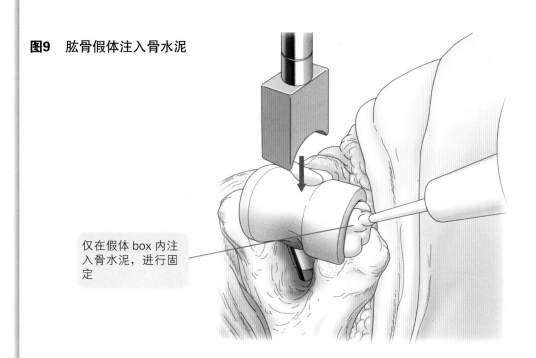

仅在假体 box 内注入骨水泥，进行固定

图10 桡侧副韧带重新缝合固定

a

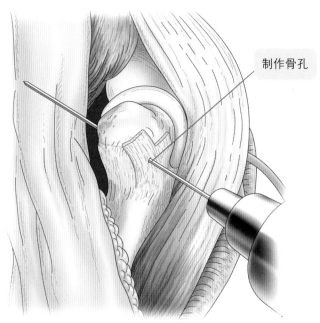

制作骨孔

b

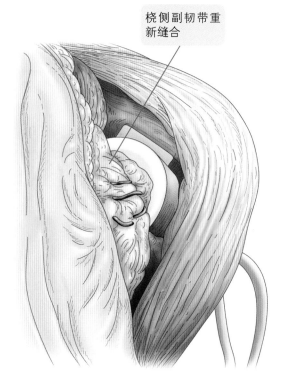

桡侧副韧带重新缝合

图11 设计理念

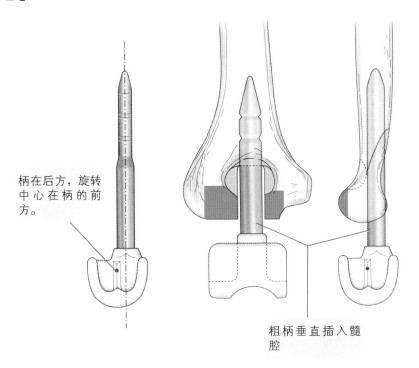

柄在后方，旋转
中心在柄的前
方。

粗柄垂直插入髓
腔

8 假体设计特点及长期疗效

    MNSK假体的特点是假体柄从肱骨滑车后1/3处插入，但假体的旋转轴仍然还在前方，这种设计保证假体柄即使很粗，也能准确插入髓腔（**图11**）。从单结晶铝合金柄无骨水泥假体术后随访结果来看，柄周围有骨质硬化，假体有下沉，但没有发现前方有骨质破坏的患者，考虑与假体在后方应力负荷分散有关。MNSK假体柄为钛合金，表面为纯钛粗面加工制成，有与假体粗糙表面一致的点状骨生长，考虑假体获得骨性固定。

难点解析

注意过粗的假体柄！
    过粗的假体柄会导致靠近关节附近结合部的应力遮挡。避免应力遮挡的方法是不要过度扩髓，用时尽量选择柄最细8 mm的假体。

●文献
［1］羽生忠正, 荒井勝光. モジュラー NSK 型人工肘関節の手術適応とその限界. 日肘会誌, 2003, 10：5–6.
［2］Tsuge K, Murakami T, Yasunaga Y, et al. Arthroplasty of the elbow: Twenty years' experience of a new approach. J Bone Joint Surg, 1987, 69–B：116–120.
［3］羽生忠正, 東條 猛, 田島達也, ほか. ステム付きアルミナ・セラミック人工肘関節の開発とその近隔成績. 日関外誌, 1990, 9：545–554.
［4］荒井勝光, 羽生忠正. modular NSK 人工肘関節. 骨・関節・靭帯, 2006, 19：115–121.

肘类风湿关节的重建（表面置换型人工肘关节）
肱骨髁骨缺损手术适应证和技巧

大连医科大学附属第一医院　**曲巍　译**
大连市友谊医院　**韩峰　译**

琉球大学医学部高级功能医学讲座骨科学　**普天间朝上**
琉球大学医学部高级功能医学讲座骨科学教授　**金谷文则**

肘类风湿关节骨破坏的特点

80%肘类风湿关节的骨破坏由肱尺关节开始，早期滑膜炎期可有滑车中央切迹的破坏，进而屈伸运动导致肱骨滑车及尺骨滑车切迹的破坏，进而肱尺关节尺侧出现骨质吸收，滑车消失，只残留内上髁及外上髁。病变进一步加重，进展到内上髁骨折或内上髁被吸收。

手术适应证

Kudo认为以下三种情况适合行人工肘关节置换术。

◆ 关节强直

不管何种角度的关节强直均会给生活带来不便，肘关节至少需要屈曲120°，手指才能触摸到口鼻。

◆ 痛性僵硬

疼痛伴随肘关节的僵硬，如果屈曲小于100°，手指无法触摸到口鼻及头部。

◆ 痛性不稳定

如果肘关节活动度在-30°~130°，可维持功能，如果伴有疼痛或肘关节的不稳定，患者屈伸肘关节变得更加困难。此时，X线检查可见肱骨远端骨吸收及髁的骨缺损。

人工肘关节的选择

人工肘关节有Kudo型、MNSK型、DOH型、大阪大学型、Souter-Strathclyde型等非限制型；Coonrad-Morrey型、GSB型等半限制型假体。日本临床使用较多远期效果较好的假体有Kudo型和Coonrad-Morrey型。

非限制型假体在侧副韧带功能不全时使用易导致术后脱位的发生，一般只应用于骨质较好、韧带功能良好的患者。

半限制型假体在假体连接部允许少量活动，所以可减轻应力。但是，假体结合部的聚乙烯垫容易磨损，产生颗粒导致骨吸收的发生。Coonrad-Morrey型肱骨假体前方有一突翼，可插入移植骨块，抵消假体的旋转及下沉的应力，可延长假体的寿命。然而，因为假体柄过长，可能会妨碍同侧的肩关节置换。尺骨假体柄同样过长，对日本人来说常常出现术中插入困难的情况，不得不截短尺骨假体柄。GSB型假体对髁的覆盖良好，假体的术后稳定性也较好，但因假体柄过宽，有时插入困难。

术前再确认

术前用模板通过X线片确定肱骨及尺骨假体的大小，描图确认骨移植的部位及移植骨块大小。

手术概要

1 体位

2 切口

3 尺神经的处理

4 筋膜、腱膜的切开

5 桡骨头的处理

6 肘关节后方、内侧关节囊的切开

7 显露关节腔

8 肱骨侧截骨 难点

9 尺骨侧截骨 难点

10 插入试模

11 插入假体，骨水泥固定

12 缝合筋膜、腱膜

13 尺神经前置

典型病例图像

【病例1】 **术前**

45 岁，女性。右肘肱骨内、外上髁均残存，内上髁合并骨折，冠突骨缺损。
ⓐ X 线正位片。
ⓑ X 线侧位片。

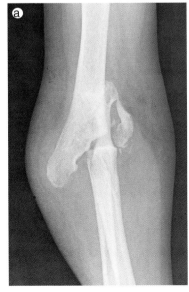
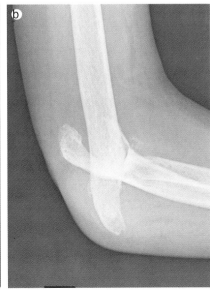

【病例2】 术前

【病例2】 术前

67岁，女性。右肘肱骨内外上髁、桡骨头、
冠突骨缺损。鹰嘴菲薄化。
ⓐX线正位片。
ⓑX线侧位片。

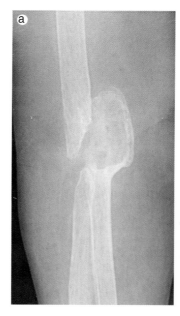
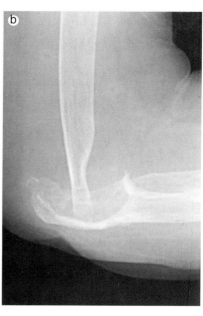

手术方法

1 体位

患者取45°侧卧位，患侧在上，肱骨近端扎无菌止血带（**图1**）。

2 切口

后正中切口，以尺骨鹰嘴为中心，从肱骨远端1/3至尺骨近端1/3处切开
（**图2**）。

3 尺神经的处理

在肱骨髁近端、内侧肌间隔背侧找到尺神经并向远端分离，打开肘管。切
开尺侧腕屈肌腱膜，神经剥离至髁以远5 cm左右。牵引条保护尺神经。把尺神
经向前方埋于皮下，暂时缝合筋膜与皮下脂肪保护尺神经（**图3**）。

手术技巧及注意事项

此步操作可保护尺神经，使其不在关节置换术野中出现。内侧肌间隔在假
体插入和骨移植时如果不切断，会因张力过高影响操作。

4 筋膜、腱膜的切开

自鹰嘴沿尺骨的桡侧缘切开，把肘肌和伸肌肌群自尺骨剥离。切开鹰嘴
桡侧缘和肱三头肌尺侧缘，形成长6~7 cm的"V"形肱三头肌筋膜瓣，向上翻
转。锐性切断内侧头腱膜（**图4**）。

图1 手术体位　a

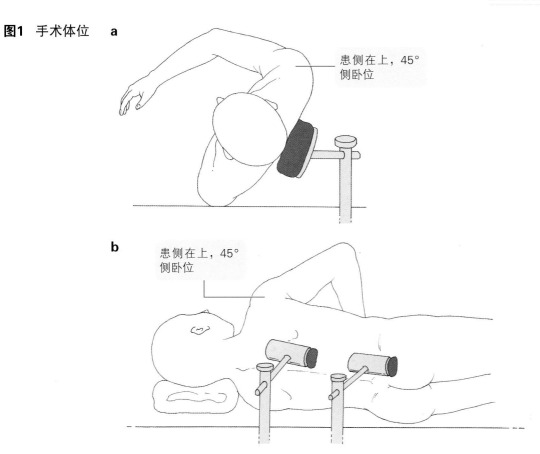

患侧在上，45°侧卧位

b

患侧在上，45°侧卧位

图2　背侧纵切口（Campbell法）

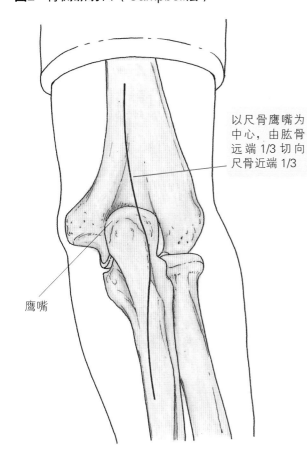

以尺骨鹰嘴为中心，由肱骨远端 1/3 切向尺骨近端 1/3

鹰嘴

图3　尺神经的处理

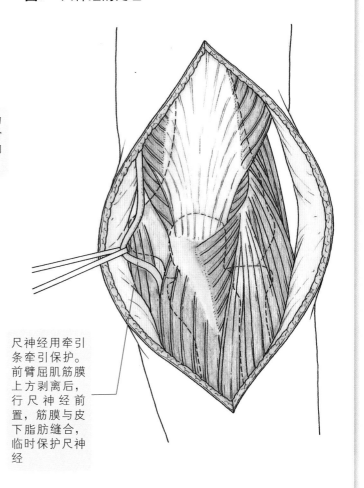

尺神经用牵引条牵引保护。前臂屈肌筋膜上方剥离后，行尺神经前置，筋膜与皮下脂肪缝合，临时保护尺神经

图4 切开筋膜及腱膜

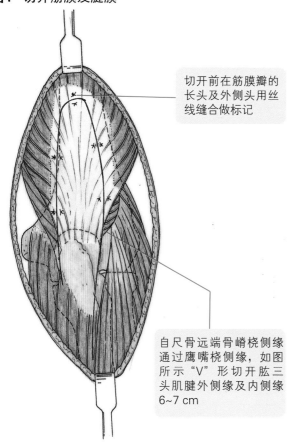

切开前在筋膜瓣的长头及外侧头用丝线缝合做标记

自尺骨远端骨嵴桡侧缘通过鹰嘴桡侧缘，如图所示"V"形切开肱三头肌腱外侧缘及内侧缘6~7 cm

图5 关节囊的切开

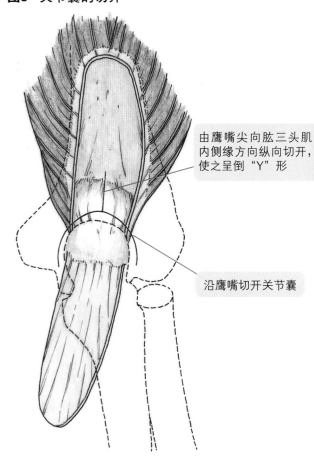

由鹰嘴尖向肱三头肌内侧缘方向纵向切开，使之呈倒"Y"形

沿鹰嘴切开关节囊

5 桡骨头的处理

有髁缺损的患者桡骨头多数已缺损，不需要特殊处理。桡骨头残存的患者，切除桡骨头，留备骨移植用。

6 肘关节后方、内侧关节囊的切开

翻转"V"形切开的肱三头肌腱膜，显露内侧头和关节囊。沿鹰嘴切开关节囊，由鹰嘴尖向肱骨纵向切开，形成倒"Y"形切口。尺侧关节囊沿关节间隙向远端切开（**图5**）。对内髁已经消失的患者，尺侧副韧带不切断也能脱位肘关节。

7 显露关节腔

切除关节腔内滑膜及瘢痕组织。

8 肱骨侧截骨

如尚存鹰嘴窝，用音叉形骨刀或咬骨钳切除鹰嘴窝（**图6**）。用气动磨钻在鹰嘴窝背侧骨皮质处开窗，打通肱骨髓腔（**图7**）。通常，内侧髁完全缺

图6 切除鹰嘴窝

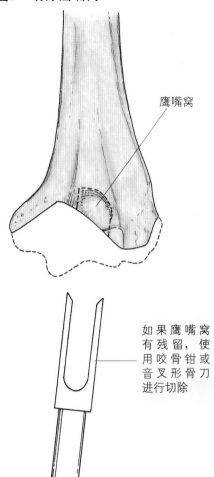

鹰嘴窝

如果鹰嘴窝
有残留，使
用咬骨钳或
音叉形骨刀
进行切除

图7 鹰嘴窝背侧近端开窗

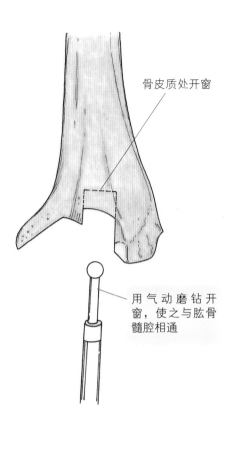

骨皮质处开窗

用气动磨钻开
窗，使之与肱骨
髓腔相通

图8 肱骨开窗的位置

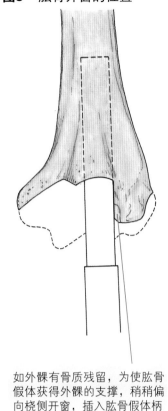

如外髁有骨质残留，为使肱骨
假体获得外髁的支撑，稍稍偏
向桡侧开窗，插入肱骨假体柄

损，外侧髁残存一部分的情况下，稍稍偏向桡侧开窗，插入肱骨假体柄，利用残存的外髁起到对肱骨假体的支撑固定作用（**图8**）。肱骨髓腔扩髓时由于骨质疏松，容易贯穿骨皮质，所以扩髓时要触诊确认肱骨的方向或手动扩髓。插入肱骨试模时，以试模为导向器，确认内、外髁的截骨量。使用咬骨钳或微型摆锯进行截骨。内髁往往需要进行带皮质的骨松质移植，外侧髁间隙也需要行骨移植。

9 尺骨侧截骨 难点

髁有缺损时，多数冠突关节面也被吸收，尺骨鹰嘴菲薄化，术中注意避免骨折的发生。骨缺损较少的患者，用尺骨柱状锉把尺骨桡侧关节面处理成圆形光滑的平面。骨缺损显著的患者仅切除表面骨即可。重要的一点是尽可能保留尺骨冠突完整，扩髓时避免骨折发生。确定尺骨髓腔的方向，用气动磨钻在冠突基底钻孔开窗。考虑到术后的稳定性，尽可能使用metal-back-long-stem假体。

手术的难点是尺骨扩髓。鹰嘴尖端妨碍尺骨的扩髓，扩髓前需要截掉鹰嘴尖端，使髓腔锉与尺骨的长轴平行（**图9**）。开窗处位于冠突基底，要注意的是尺骨的髓腔偏向桡侧（**图10**）。先用气动磨钻开窗后，手动进行扩髓。先用短

图9 尺骨截骨

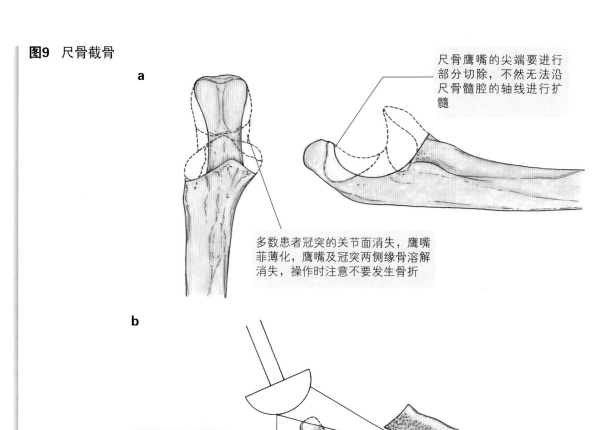

尺骨鹰嘴的尖端要进行部分切除，不然无法沿尺骨髓腔的轴线进行扩髓

多数患者冠突的关节面消失，鹰嘴菲薄化，鹰嘴及冠突两侧缘骨溶解消失，操作时注意不要发生骨折

b

髓腔锉先向背侧插入，然后沿髓腔的方向插入进行扩髓

图10 尺骨开窗的位置

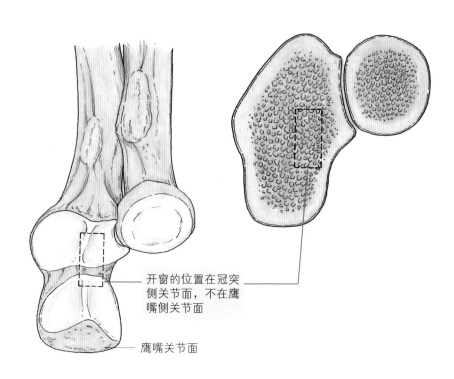

开窗的位置在冠突侧关节面，不在鹰嘴侧关节面

鹰嘴关节面

锉，然后换长锉扩髓。为了有填充骨水泥的空间，需要充分扩髓。如果鹰嘴发生骨折，置换术后鹰嘴极难愈合，所以处理尺骨时应避免鹰嘴骨折。扩髓时如果有抵抗感，需要进行X线透视确认。

10 插入试模

尺骨及肱骨插入假体试模后复位肘关节。如髁部有骨缺损需要在假体与肱骨或尺骨间进行骨移植。内髁骨缺损往往需要自髂骨取立方形或"L"形骨块。肱骨截骨后的骨块通常足够行外髁骨缺损骨移植用，只有骨缺损较大时才取髂骨植骨。尺骨冠突骨缺损需取髂骨重建冠突。尺骨鹰嘴长度正常但菲薄化的患者需要在假体与尺骨间行骨移植（**图11**）。肱骨假体试模与尺骨假体试模插入后要确保肘关节伸–20°，屈120°以上的功能。如伸肘不良，外髁可进行少量短缩。

11 插入假体，骨水泥固定

要在肱骨假体周围的髁部填塞足够的髂骨和切除的骨质，对髁部进行完美

图11 骨移植髁重建

a

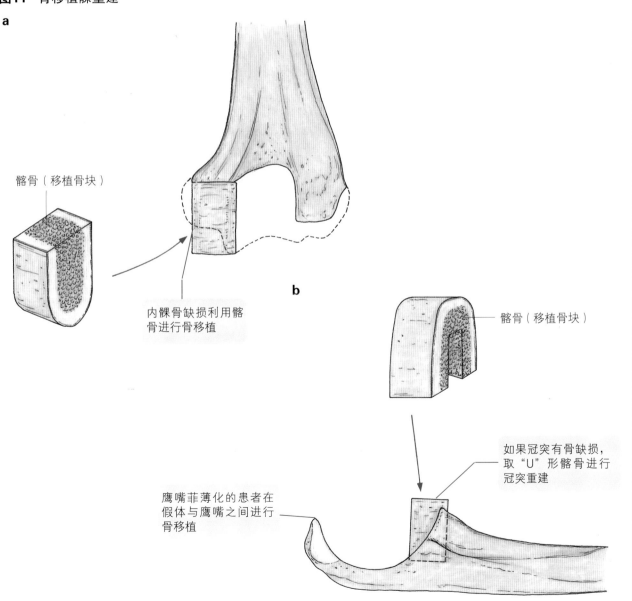

髂骨（移植骨块）

内髁骨缺损利用髂骨进行骨移植

b

髂骨（移植骨块）

如果冠突有骨缺损，取"U"形髂骨进行冠突重建

鹰嘴菲薄化的患者在假体与鹰嘴之间进行骨移植

65

的重建。笔者诊治的髁部骨缺损的患者中，肱骨假体无一例松动，髁部植骨是关键点。肱骨髓腔扩髓要充分，如果近端骨质疏松严重，把切除的骨质作为骨水泥塞入肱骨近端髓腔。用骨水泥枪注入骨水泥，插入肱骨假体并于髁部行骨移植。骨水泥凝固前压迫假体。如果对操作过程熟练，通常肱骨和尺骨可同时进行骨水泥固定。但髁部缺损的患者用两袋20 g的骨水泥，分别进行固定。接下来，冲洗尺骨髓腔后，用干纱布填入髓腔吸干水分，骨水泥枪注入骨水泥，插入尺骨假体（**图12**）。

12 缝合筋膜、腱膜

缝合倒"Y"形肱三头肌内侧头及肱三头肌腱膜。肘关节屈60°（髁部无骨缺损的患者屈90°）紧密缝合肘外侧腱膜及筋膜，这是避免术后发生关节脱位的关键。

缝合纵向切开的肱三头肌内侧头，然后缝合肱三头肌及肱三头肌腱膜。"V"形瓣及肱三头肌断端要与外侧切开的断端紧密缝合，内侧由于缺乏腱膜组织，肌肉组织较多，加之由于骨移植的原因，往往缝合困难。分别缝合内侧头、外侧头、长头。内侧头缝合时容易断裂，所以应轻度伸肘位缝合。

> **手术技巧及注意事项**
>
> 髁部缺损的患者肱三头肌内侧头无法缝合得较多，为了肘关节的稳定性，外侧一定要认真紧密缝合。

13 尺神经前置

冲洗后，把手术开始时临时缝于皮下的尺神经移位至前方皮下，固定2~3针。

图12 插入假体

a

b

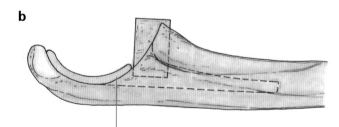

在尺骨假体放置"U"形移植骨块，注入骨水泥后插入假体柄

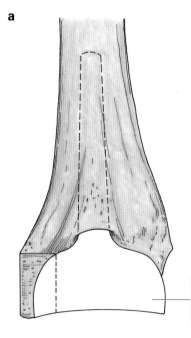

在肱骨假体的髁部植入髂骨及切除骨，在骨水泥凝固前一直进行压迫

典型病例图像

【病例1】 术后

内髁移植了 40 mm×15 mm×10 mm 的髂骨块。冠突移植了 "U" 形髂骨块后，进行了 Kudo 假体置换。肱三头肌腱延长约 20 mm。

术后 6 个月，假体无脱位。活动度：伸 / 屈 =−40° /145°，可进行吃饭及洗发动作。

ⓐ 正位片。

ⓑ 侧位片。

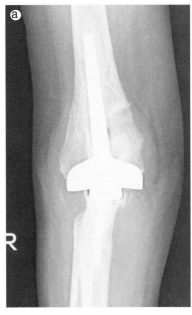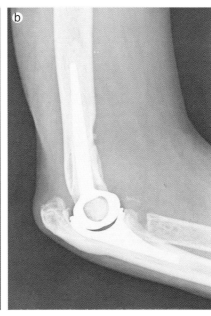

【病例2】 术后

在肱骨内外髁、冠突及鹰嘴处进行骨移植后，进行了 Kubo 肘关节假体置换。尽管进行了石膏固定，术后 1 周发现肘关节假体脱位。复位后发现假体无法维持稳定，用外固定架固定 6 周后，开始功能锻炼。

术后 9 个月肘关节稳定。活动范围：伸 / 屈 =−40° /120°，可进行吃饭动作。

患者术前肩关节外旋受限，但由于术前肘关节不稳定，可代偿肩关节的外旋受限。术后由于肩关节外旋受限，导致肘关节脱位。使用外固定架固定后，肘关节未再发生脱位。

反思：该患者术前应纠正肩关节的外旋受限，肘关节应使用半限制型假体。

ⓐ 术后 1 周肘关节脱位。

ⓑ 复位后外固定架进行固定。

ⓒ 术后 9 个月正位片。

ⓓ 术后 9 个月侧位片。

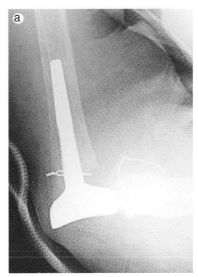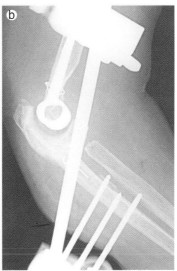
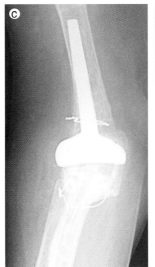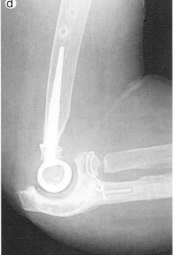

术后并发症及处理

髁部缺损伴肘关节高度不稳定的患者往往骨质也不好，需要术中进行骨移植。另外，肌力较差、韧带功能不全的患者术后容易发生脱位。如果肱三头肌腱缝合不紧密，在术后发生了脱位，可用肱三头肌一部分腱膜行侧副韧带重建及肱三头肌腱膜短缩缝合。术后伴有关节不稳定的患者，可佩戴支撑支具，进行肌力锻炼及活动度锻炼。佩戴支具后仍然出现脱位的患者，复位后外固定架固定6周后再开始功能锻炼。术前肩关节旋转功能受限的患者要进行康复纠正，否则肘关节置换后，因肩关节的旋转受限，肘关节代偿肩关节的旋转功能，容易发生脱位。

术后治疗

屈肘60°，长臂石膏固定3周，然后开始功能锻炼。通常不进行被动活动，功能锻炼也能取得良好的活动度。被动伸肘锻炼限制在-20°以上。

●文献

[1] 関谷繁樹.慢性関節リウマチの進行にともなうX線変化の検討.新潟医会誌, 1989, 103：274-289.

[2] 森 俊仁, 工藤 洋, ほか.工藤type-5人工肘関節.骨・関節・靱帯, 2006, 19：133-141.

[3] 工藤 洋.1989高齢者のRA肘障害に対する関節形成術.高齢者の整形外科手術.OS NOW, No.16, メジカルビュー社, 1994, 30-36.

[4] 三ツ木直人, 持田勇一, ほか.GSB3型人工肘関節.骨・関節・靱帯, 2006, 19：107-113.

[5] 森 俊仁, ほか.RA肘に対する工藤式Type-5人工肘関節の長期成績.関節外科, 2006, 25：48-53.

[6] 杉山 肇, 堀内忠一, ほか.Coonrad/Morrey半拘束型人工肘関節.骨・関節・靱帯, 2006, 19：99-105.

[7] 稲垣克記, ほか.人工肘関節のデザインとバイオメカニクスからみた臨床評価 - 上腕骨側のX線変化を中心に -.関節外科, 2006, 25：62-69.

[8] 桃原茂樹.GSB3型人工肘関節の治療成績.関節外科, 2006, 25：82-88.

[9] 長嶺隆二, ほか.Coonrad-Morrey半拘束型人工肘関節置換術の問題点.九州リウマチ, 2003, 23：22-27.

[10] 吉野正昭, ほか.高度動揺性RA肘におけるnon-constrained(工藤式)TEA-動揺性と緩み.日関外誌, 2005, 24：397-403.

[11] 丸谷龍思, 岩野邦男, ほか.人工肘関節全置換術後の脱臼.日肘会誌, 2002., 9：31-32

[12] 金谷文則, 古堅隆司, ほか.顆部欠損を伴うRA肘に対する人工肘関節置換術後の肘関節脱臼とリハビリテーション.リハ医, 2000, 37：1097-1098.

肘类风湿关节的重建（表面置换型人工肘关节）

肘关节强直的功能重建（K-elbow）

大连医科大学附属第一医院　**曲巍　吴俞萱 译**

广岛县残疾人康复中心医疗中心长　**水关隆也**

手术适应证

　　RA引起肘关节的破坏一般会引起肘关节的不稳定。其中，有一部分患者经由纤维性强直阶段发展到肘关节骨性强直。对骨性强直的患者，全肘关节置换术（total elbow arthroplasty，TEA）是唯一有效的治疗手段。TEA中表面置换型与半限制型假体有很大区别。有人认为软组织条件不好、有萎缩的患者应进行半限制型假体置换术。笔者认为肘关节强直的患者多数骨质条件较好，即使软组织有萎缩也可以使用表面型假体置换。本章主要介绍Kudo Ⅴ型TEA（K-elbow）的方法。

　　进行TEA，肱骨及尺骨的髓腔要足够大以便能插入假体，并且骨质良好。所以，术前要认真进行X线的评估。另外，术后肘关节功能的恢复，需要有足够的伸肘、屈肘肌力。肘关节长期强直的患者，肌力的低下是常见的。术前要进行肌力的等长锻炼，尽可能恢复肌力后再进行手术。虽然，强直性肘关节术后的活动度较非强直性肘关节差，但是，因术后获得了可动的肘关节，患者的满意度会很高。

手术方法

1 手术入路及尺神经的保护

　　患者取仰卧位，肘关节后方Campbell入路。在鹰嘴处稍做弧形切开，显露肘关节的内外侧及肱三头肌（**图1**）。找到内侧的尺神经，由近端向远端进行分离，用牵引条牵引保护。进而在前方脂肪层与屈肌腱膜之间进行剥离，为尺神经前置做准备（**图2**）。自尺骨附着部6~8 cm处"V"形切开肱三头肌腱膜，向远端翻转。确定桡骨头及外上髁的位置，外侧筋膜瓣的设计要含有肘肌筋膜。内侧因肱尺关节强直的原因，确定关节的位置较难，可通过尺神经沟来确定关节的位置。尺侧副韧带在此处横行通过，在此处纵向切断作为肌瓣的内侧缘（**图3**）。

图1 切口

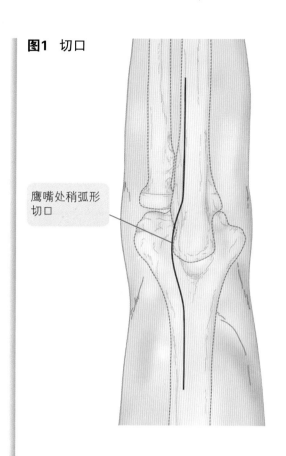

鹰嘴处稍弧形切口

图2 尺神经保护及前置的准备

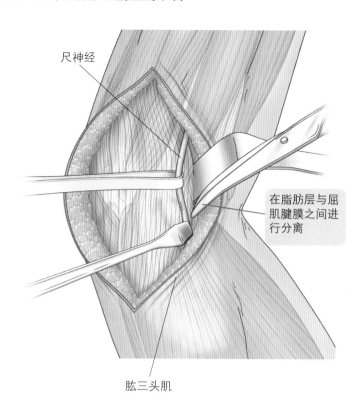

尺神经

在脂肪层与屈肌腱膜之间进行分离

肱三头肌

图3 肘关节内、外侧的切离

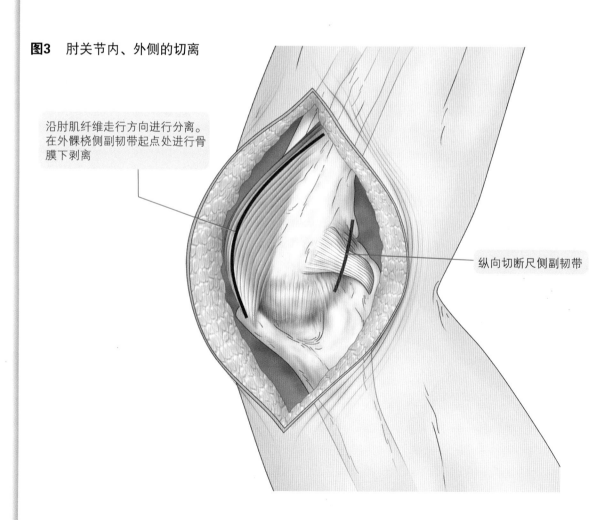

沿肘肌纤维走行方向进行分离。在外髁桡侧副韧带起点处进行骨膜下剥离

纵向切断尺侧副韧带

2 确定关节面，截骨

　　翻开腱膜后可露出肱三头肌肌腹，后方正中"T"形切开，骨膜下分离显露肱骨远端（**图4**）。对桡侧副韧带及与其相连的肌群附着部进行骨膜下分离。尺侧副韧带沿纵轴切断，骨膜下分离显露肱尺关节。

　　接着进行关节面的成形。构思出正常的解剖结构，用骨刀、咬骨钳截骨行关节成形（**图5**）。此项操作需要熟知肘关节的解剖结构。如果是纤维性强直，因关节面存在，该操作比较容易；如果是骨性强直，操作会比较困难，要注意。多数情况肱桡关节保存良好，而肱尺关节发生骨性愈合。肱尺关节自后方滑车切迹进行分离，施加肘关节屈曲力量的同时，用骨刀分离，可逐渐打开后方肱尺关节。分离开前方冠突与肱骨的骨性愈合后，肱尺关节可视为分离完成。接下来进行切除桡骨头的操作。

图4 肱三头肌"T"形切开

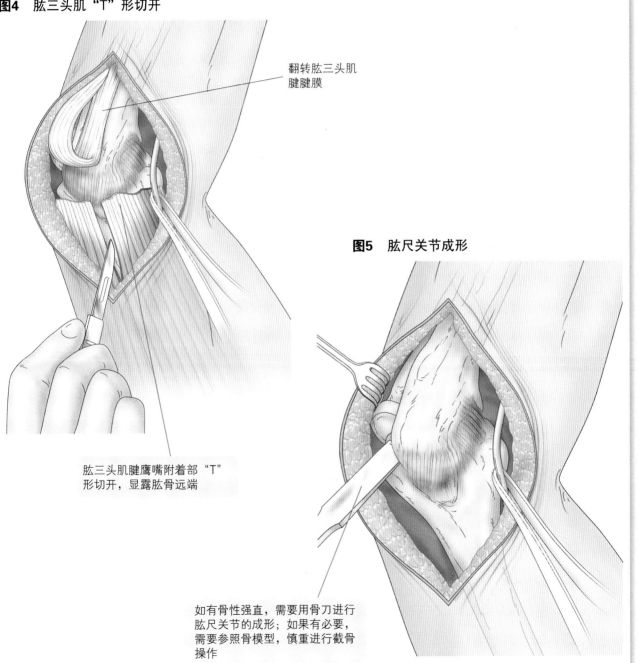

翻转肱三头肌腱腱膜

肱三头肌腱鹰嘴附着部"T"形切开，显露肱骨远端

图5 肱尺关节成形

如有骨性强直，需要用骨刀进行肱尺关节的成形；如果有必要，需要参照骨模型，慎重进行截骨操作

3 髓腔的确定、扩髓

为了插入肱骨假体，需要在肱骨开窗。术中无法确定滑车中央部的情况比较多见，那么需确定鹰嘴窝及内外髁，在内外髁的中心偏桡侧用音叉形骨刀制作骨沟标记，准备截骨。用摆锯切除鹰嘴窝以远的滑车部分。克氏针确认髓腔后扩髓。

尺骨开窗时最需要注意。通过滑车切迹及内外髁确定尺骨的轴线。用磨钻在滑车切迹处开窗进入髓腔（**图6**）。打通髓腔后，插入克氏针，确认髓腔轴线后扩髓。年轻的肘RA患者多数髓腔较窄，扩髓时易穿破骨皮质，要注意。

> ### 手术技巧及注意事项
>
> 从滑车切迹侧看尺骨的髓腔，会发现尺骨的髓腔偏向桡侧的程度超出想象。先用2.5 mm的克氏针确定髓腔的位置，再用气动磨钻以髓腔为中心开骨窗。

4 假体的插入

插入肱骨假体试模，确定截骨面，用摆锯截骨。插入假体试模时内外髁的高度很少是均等的。肘关节强直的患者，植入假体后软组织会变得张力过高，会导致切口的延迟愈合。所以，要把稍高一侧的髁部切除5 mm左右，这样既能改善软组织的张力，又能提高伸肘的活动度（**图7**）。

尺骨侧髓腔需要扩髓才能插入假体试模。扩髓时注意远端突向背侧的倾向。滑车切迹部需要柱状钻修整。

最后骨水泥固定，先插入尺骨侧假体，然后插入肱骨假体。

图6　尺骨假体的髓腔处理

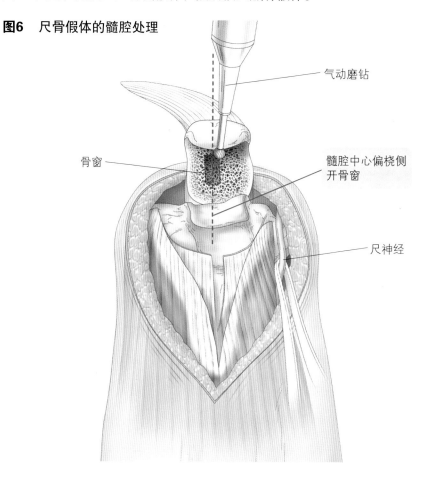

气动磨钻

骨窗

髓腔中心偏桡侧
开骨窗

尺神经

图7 肱骨髁成形

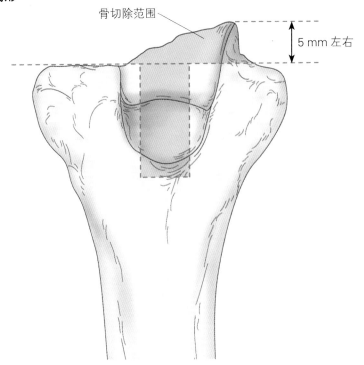

骨切除范围

5 mm 左右

难点解析

软组织张力过高！

安装肱骨假体时，如不对残留骨质进行切除会导致软组织张力过高。解决办法是切除过高一侧髁约5 mm。

5 缝合切口

松止血带，彻底止血，放置引流。软组织的修复极其重要。因侧副韧带不可能一期修复，所以通过周边筋膜的修复进行代偿。外侧是肱三头肌腱膜与肘肌、伸肌群腱膜进行缝合；内侧是肱三头肌腱膜与屈肌群腱膜进行缝合。尺神经在预留的位置进行皮下前置。

术后石膏固定7~10日。

● 文献

[1] Kudo H, Iwano K, et al. Total elbow arthroplasty with use of a nonconstrained humeral component inserted without cement in patients who have rheumatoid arthritis. J Bone Joint Surg, 1999, 81-A：1268-1280.

[2] Figgie M P, Inglis A E, et al. Total elbow arthroplasty for complete ankylosis of the elbow. J Bone Joint Surg, 1989, 71-A：513-520.

[3] 水関隆也，ほか. RA 強直肘に対する TEA の成績. 日肘会誌, 2005, 8：41-42.

[4] Connor P M, Morrey B F. Total elbow arthroplasty in patients who have juvenile rheumatoid arthritis. J Bone Joint Surg, 1998, 80-A：678-688.

肘类风湿关节的重建（半限制型人工肘关节）

Coonrad–Morrey型

大连医科大学附属第一医院　**曲巍　安林　译**

京都大学研究生院医学研究科骨科学　**伊藤　宜**
京都大学研究生院医学研究科骨科学教授　**中村孝志**

手术适应证

　　Coonrad–Morrey型人工肘关节是由Mayo clinic的Morrey等人研发的关节，成为人工肘关节世界性的代表之一，尤其适用于骨破坏严重及需要翻修手术的肘关节。

手术方法

1 切开，显露

　　患者侧卧，患肢在上。扎止血带驱血。以鹰嘴为中心后方正中切开，在鹰嘴处向桡侧略呈弧形切开（**图1**）。在尺侧确定尺神经后进行分离，游离足够长度避免尺神经成为手术的障碍（**图2a**）。尺神经的关节支需要切断，关节的显露按Campbell的入路进行。肱三头肌腱膜"V"形切开，肌腹正中切开后向两侧进行分离（**图2b**）。关节显露后进行滑膜切除。然后显露桡骨头，自远端1.5 cm处截骨切除桡骨头（**图2c**）。保留桡骨头以备植骨用。

手术技巧及注意事项

　　髁部骨折是Goonrad–Morrey假体置换的较常见并发症，避免髁部骨折的方法是切断侧副韧带，这样更安全。

2 肱骨截骨

　　如果滑车存在，切除滑车中央部，确定肱骨的方向，髓腔插入肱骨截骨导向装置。如果肱骨小头残存，截骨导向器安装到肱骨小头为止，如果肱骨小头未残存，导向器须向前安放到鹰嘴窝的近端截骨处的骨面（**图3**），沿导向器进行截骨（**图4**）。然后扩髓，插入试模，一定确认试模充分插入截骨部位。

图1 切口

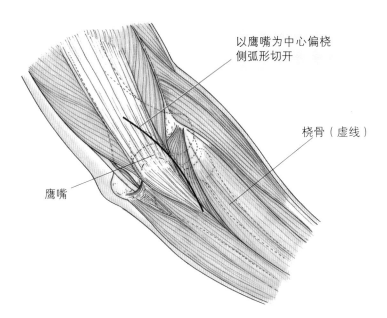

以鹰嘴为中心偏桡
侧弧形切开

桡骨（虚线）

鹰嘴

图2 显露（Campbell入路）

a

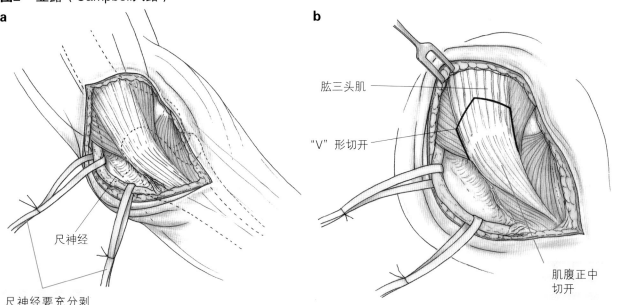

尺神经

尺神经要充分剥
离、牵开

b

肱三头肌

"V"形切开

肌腹正中
切开

c

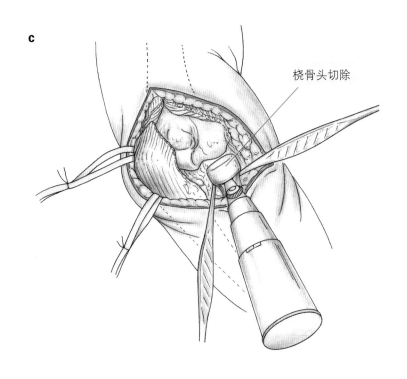

桡骨头切除

图3　插入截骨导向器

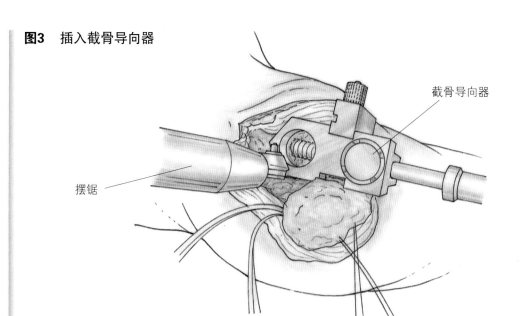

截骨导向器

摆锯

图4　肱骨截骨

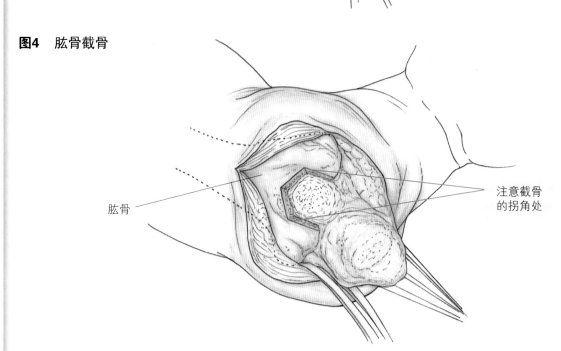

肱骨

注意截骨
的拐角处

手术技巧及注意事项

　　无论是内髁还是外髁，术中均可能发生骨折。摆锯截骨时不要过深进入拐角处。从截骨开始到骨水泥固定假体为止，内、外髁预防性地插入1.5 mm克氏针。这样即使发生了骨折，因有克氏针的固定不需要进行髁的切除，术后可进行常规的功能锻炼。

3　尺骨截骨

　　切除鹰嘴尖使截骨面与尺骨髓腔位于同一水平。于冠突基底部开窗，用扩髓工具开大尺骨髓腔（**图5**）。尺骨皮质较硬，要多耗些时间充分扩髓，使试模假体能插入足够的深度（**图6**）。

图5 扩髓

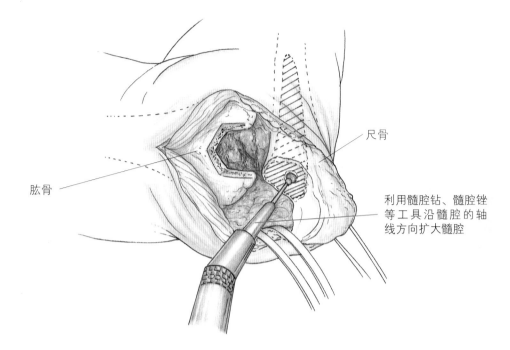

肱骨

尺骨

利用髓腔钻、髓腔锉
等工具沿髓腔的轴
线方向扩大髓腔

图6 锉磨尺骨髓腔

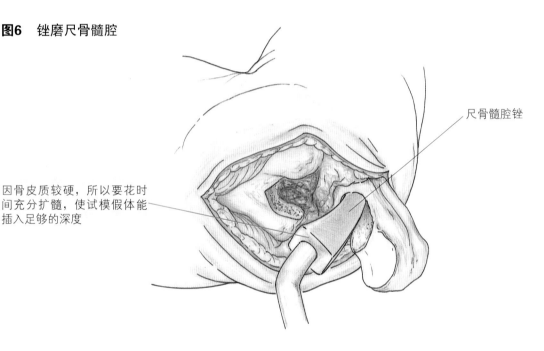

尺骨髓腔锉

因骨皮质较硬，所以要花时
间充分扩髓，使试模假体能
插入足够的深度

手术技巧及注意事项

尺骨扩髓方向如果有误，会穿破尺骨皮质。通常尺骨后侧的皮质穿孔较多，前方穿孔较少。所以扩髓时要特别注意髓腔的方向，不要勉强进行扩髓。

4 骨水泥固定

进行骨水泥固定前，肱骨前方要进行植骨。通常用1 cm×1 cm大小带半侧骨皮质的骨松质块。厚度约3 mm，骨块过厚将无法插入。骨水泥固定通常分两次进行，先固定尺骨侧，操作熟练后也可一次完成。因肱骨的操作比较复杂，所以进行两次操作比较安全。使用骨水泥枪注入骨水泥，注意插入尺骨假体时不要发生旋转。

然后进行肱骨固定。骨水泥枪注入骨水泥后，插入肱骨假体及植入备好的移植骨块（**图7**）。假体的屈伸旋转合页隐藏在肱骨髁的前方，把肱骨假体与尺骨假体用金属栓组装起来（**图8**），听到"咔嚓"金属音后，意味组装成功，最后再把肱骨假体进一步向髓腔内插入。此步操作要在规定的时限内完成。

> **手术技巧及注意事项** ⋯⋯⋯⋯⋯⋯⋯⋯⋯⋯⋯⋯⋯⋯⋯⋯⋯⋯
>
> RA患者将来有进行肩关节置换的可能，所以髓腔内最好植入髓腔塞。目前在售的髓腔塞没有适合肱骨髓腔用的，所以笔者用骨栓代替髓腔塞。

图7 肱骨假体的插入

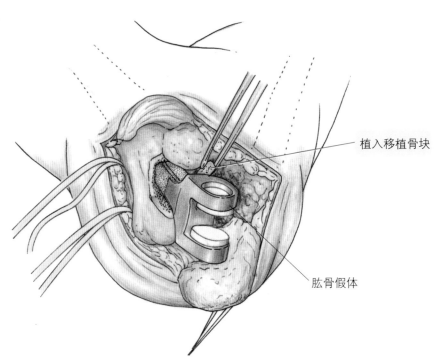

植入移植骨块

肱骨假体

图8 组装假体

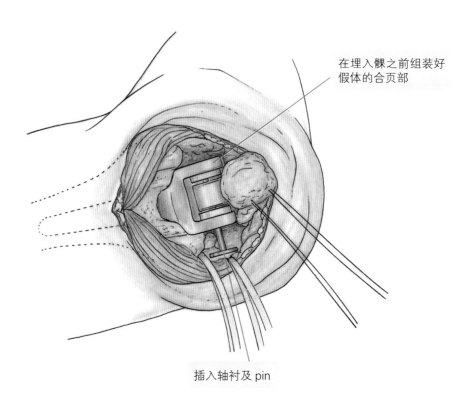

在埋入髁之前组装好假体的合页部

插入轴衬及 pin

图9 闭合切口

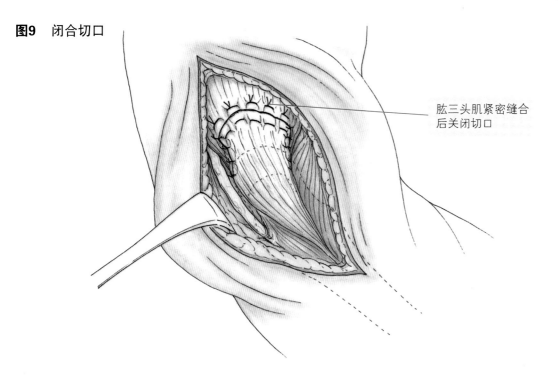

肱三头肌紧密缝合
后关闭切口

5 闭合切口

充分冲洗，放置引流管，缝合肱三头肌。尺侧腱膜成分较多，所以尺侧的缝合要认真确切（**图9**）。术后尺神经进行前置。

康复治疗

术后屈肘30°石膏固定，术后第二日拔除引流管，术后7~10日开始可活动范围功能锻炼。终生持重不大于5 kg。

●文献

[1] Ito H, Matsumoto T, Yoshitomi H, et al. The outcome of perioperative humeral condylar fractures in total elbow arthroplasty in RA patients. J Bone Joint Surg, 2007, 89-B : 62-65.

肘类风湿关节的重建（半限制型人工肘关节）

GSB III型人工肘关节

大连医科大学附属第一医院　**吕德成　曲巍　译**

横滨市立大学附属市民综合医疗中心骨科副教授　**三木直人**
横滨市立大学附属市民综合医疗中心风湿胶原病中心副教授　**持田勇一**

手术特点

　　肘类风湿关节功能障碍的手术关节轻度畸形可仅进行滑膜切除。然而，对于肘关节畸形严重的患者或高龄患者，人工肘关节置换是有效的治疗手段，现在日本人工肘关节使用率在上升。

　　GBS III型人工肘关节（**图1**）是半限制型人工肘关节。一般来讲，限制型人工肘关节的术后长期疗效不理想。据报道，GBS III型人工肘关节术后长期疗效较好。半限制型人工肘关节最大的优点是术后防脱位效果较好。术后脱位是表面型人工肘关节置换的早期并发症，并有一定的发生率。脱位发生后多数需要切开复位，有时即使手术切开也可能会无法复位。本人工肘关节最大的优点是术后无脱位的发生。

　　其他方面的优点：

（1）手术显露可以使用经肱三头肌入路，伸肘装置损伤相对较小，术中可以确保手术术野。活动范围可以确保。

（2）半限制型人工肘关节术中截骨量较少。

（3）肱骨假体有两种，尺骨假体有四种，假体大小对应了各种情况，适合日本人使用。

（4）手术的配套器械十分完备。

图1　GSB III型人工肘关节
ⓐ 肱骨假体。
ⓑ 尺骨假体。
ⓒ ⓓ 肱骨假体与尺骨假体连接状态。

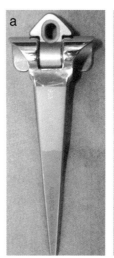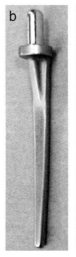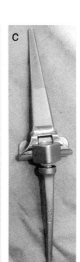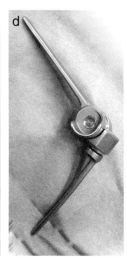

手术方法

1 术前准备

　　术前通过X线正、侧位片，预估假体的大小，画出截骨平面图。为了不使假体偏离肱骨轴线，在正位片上标记出Steinmann导针的进针点。

2 显露

　　患者侧卧位，肱骨置于支持台上，前臂下垂。肘关节可自由活动（**图2**）。肱骨近端扎止血带固定。

　　以尺骨鹰嘴为中心切开，近端约7~8 cm，远端约4~5 cm纵切口，使内外髁能充分显露。避免术中损伤尺神经，须自肘管处游离尺神经进行保护。

3 肘关节的显露

　　自鹰嘴向近端纵向切开肱三头肌约6 cm，骨膜下剥离显露肱骨背侧。用骨刀自鹰嘴背侧正中向内、外侧分别截下带肱三头肌腱附着的薄骨块（**图3**）。剥离尺、桡侧副韧带。斜向切除鹰嘴尖，切开关节囊，切除桡骨头约1 cm。从后方充分切除滑膜、骨赘并准备好脱位肘关节。

> ### 手术技巧及注意事项
>
> 　　鹰嘴背侧截骨要保留肱三头肌腱连续性的完整，在尺骨嵴用1 cm宽锐利的骨刀，把骨皮质像剥皮一样由中央向内、外两侧切离。切离骨皮质时用锤子轻轻敲击骨刀，向前剥离。注意向内侧剥离时，骨刀不要伤到尺神经。鹰嘴菲薄化的患者，此步操作注意不要发生骨折。软组织剥离到肘关节可以脱位的程度，对后续的操作很重要。

图2　体位、切口

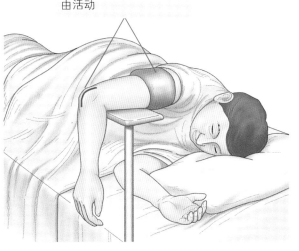

扎止血带，肘关节可自由活动

图3　肘关节的显露

骨片附着在肱三头肌腱上

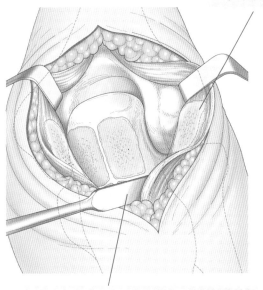

用骨刀切离肱三头肌在尺骨内、外侧的附着部

肱骨髓腔插入专用的Steinmann导针，按术前髁部截骨平面图安装截骨导向器（**图4**），进行髁部的截骨。使用box导向器对肱骨髁间进行截骨（**图5**）。使用扩髓导向器进行肱骨扩髓。扩髓到术前预测的髓腔直径大小为止。插入肱骨假体试模，确认假体大小，髁部突出的骨质要进行切除（**图6**）。

图4 安装肱骨髁的截骨导向器

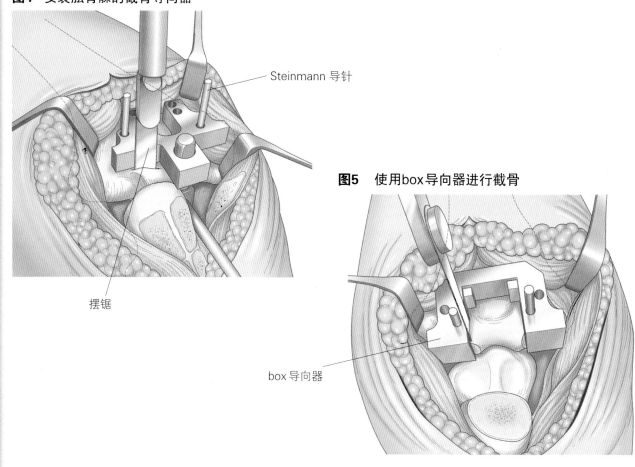

Steinmann 导针

摆锯

图5 使用box导向器进行截骨

box 导向器

图6 肱骨扩髓

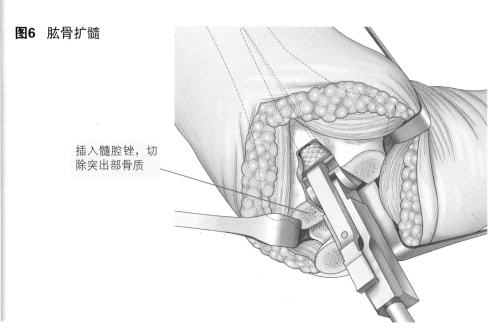

插入髓腔锉，切除突出部骨质

5 尺骨的处理

把Steinmann导针插入尺骨的髓腔。以Steinmann导针为导向，尺骨髓腔扩髓（**图7**）。有时髓腔钻扩髓会比较粗，可用气动磨钻来扩髓。用尺骨锉修整尺骨近端，同时要兼顾力线（**图8**）。

手术技巧及注意事项

插入尺骨steinmann导针时，把尺骨鹰嘴端牵出，屈肘位容易插入。如果鹰嘴妨碍操作，需要进一步切除鹰嘴尖，如**图9**所示把steinmann导针插入尺骨髓腔。

6 复位

安装肱骨和尺骨的试模，使用复位导向器进行复位。如果复位困难，不要勉强进行复位，需要进行软组织的进一步剥离，甚至再次进行肱骨远端的截骨处理。复位后，确定可活动范围。再脱位时须使用专用的脱位工具。

手术技巧及注意事项

复位时软组织张力不能过高。如果软组织张力过高，插入假体时，有可能无法进行复位。

图7 尺骨扩髓

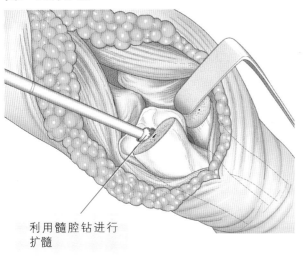

利用髓腔钻进行扩髓

图9 Steinmann导针插入时注意事项

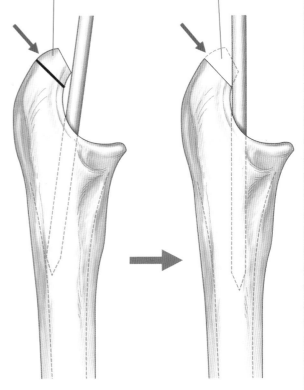

如果鹰嘴尖端过于突出，会导致steinmann导针插入背侧的骨皮质

为使steinmann导针插入髓腔，要切除部分鹰嘴的尖端

图8 锉磨尺骨髓腔

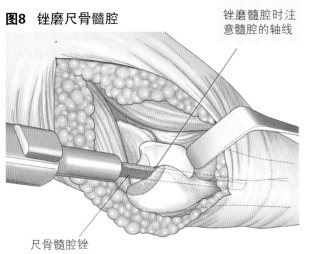

锉磨髓腔时注意髓腔的轴线

尺骨髓腔锉

7 插入假体

充分冲洗后，分别用骨水泥固定肱骨和尺骨侧假体。为了防止骨水泥的扩散，肱骨使用髓腔塞，尺骨使用切除骨代替髓腔塞。假体远端骨水泥的充分填充是术后取得远期良好疗效的关键。填充骨水泥可使用带细管的骨水泥枪，笔者常用10 mL带粗穿刺针头的注射器进行填充（**图10-1**），然后安装假体（**图10**）。肱骨与尺骨假体连接后，伸肘位加压待骨水泥凝固。

8 缝合，功能锻炼

鹰嘴钻骨孔，缝合肱三头肌止点至鹰嘴截骨处（**图11**）。使用三角巾悬吊1周后，开始功能锻炼。2周后去除三角巾。

图10 假体的安装

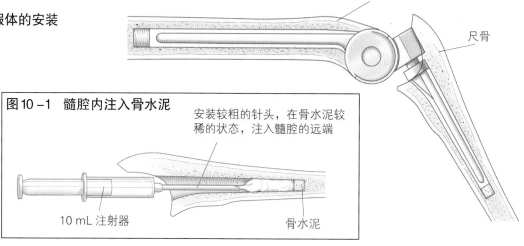

图10-1 髓腔内注入骨水泥

图11 缝合

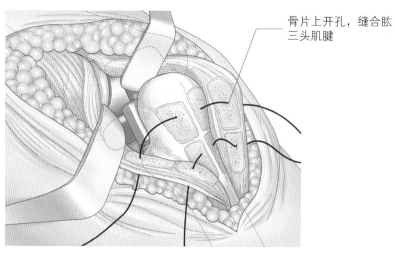

●文献

[1] 佐藤昌明, 三ツ木直人, 齋藤知行, ほか. Larsen grade 3 以上の慢性関節リウマチ肘に対する後半滑膜切除術の成績. 日関外誌, 1997, 16：43-51.

[2] Gschwend N, Scheier N H, Baehler A R. Long-term results of the GSB3 elbow arthroplasty. J Bone Joint Surg, 1999, 81-B：1005-1012.

[3] 三ツ木直人, 持田勇一, 齋藤 泉, ほか. GSB 3 型人工肘関節. 骨・関節・靱帯, 2006, 19：107-113.

[4] Rozing P. Souter-Strathclyde total elbow arthroplasty. J Bone Joint Surg, 2000, 82-B：1129-1134.

手类风湿关节的重建

Sauvé-Kapandji术治疗腕类风湿关节炎

大连医科大学附属第一医院　**曲巍　蒋华军**　译

琉球大学医学部高级功能医科学讲座骨科学教授　**金谷文则**
琉球大学医学部高级功能医学讲座骨科学　**金城政树**

Sauvé-Kapandji术（以下简称S-K术）

S-K术是治疗桡尺远侧关节功能障碍的一种术式。手的功能要想有效地发挥，需要一个稳定和无痛的腕关节。腕关节是依靠桡腕关节和腕中关节进行屈、伸、桡偏和尺偏运动，依靠桡尺远侧关节进行旋前、旋后运动。腕RA由于滑膜的浸润，破坏关节及韧带，导致关节不稳定，最终发生尺骨远端的背侧半脱位。在桡腕关节发生腕骨的尺侧移位、背侧半脱位、旋后畸形等时，由于尺侧腕伸肌发生掌侧脱位导致畸形进一步加重。

腕RA由于桡尺远侧关节旋转障碍导致腕关节功能极大丧失，S-K术（尺侧关节成形术）与Darrach术（尺骨头切除术）主要用于解决桡尺远侧关节的功能障碍。腕关节骨破坏严重、腕骨掌侧半脱位及腕关节不稳定的患者，腕关节部分融合术或全腕关节融合术是手术适应证。

手术适应证

S-K术是进行腕关节的尺侧成形手术，通过融合桡尺远侧关节，腕关节获得尺侧的支撑，尺骨头近端进行截骨制造假关节，使前臂维持旋转功能。Darrach术是行尺骨远端尺骨头切除，手术简单，但丧失了尺侧的支撑。在已发生桡月融合或腕关节融合的患者，无须获得尺侧支撑，Darrach术是手术适应证。Darrach术因切除了尺骨头，会有美观的问题，有时会引起患者的不满。

对RA进行了4~6个月的基础及药物治疗，腕关节的滑膜炎仍然无法控制，产生桡尺远侧关节功能障碍的患者具有手术指征。腕关节的Larsen分类大致相当于Ⅰ~Ⅲ级的患者，尺骨远端背侧半脱位的患者发生伸肌腱断裂的可能性较高。当患者主诉伸小指困难时多发生了小指伸肌腱的不全断裂，如放置观察会逐渐发生环指、中指伸肌腱的断裂，所以应尽早进行滑膜切除、Darrach术（或S-K术）及肌腱重建术。

◆ 手术疗法

RA是全身系统性、进展性疾病，术前应对RA的活动性、并发症（间质性肺炎、肝功能损害、肾功能障碍）、药物治疗的内容、关节运动功能的状况进行了解掌握。如果患者应用生物制剂进行治疗，要注意存在隐匿性感染的可能。如果手术前患者使用了生物制剂，因为有感染的风险，停药2~4周再考虑手术。

◆ X线片的再确认

X线片确认骨破坏进展程度。Larsen分类Ⅲ级的患者即使普通X线片看起来腕关节有融合，有时在牵引下拍片仍然可看到腕关节间隙。所以术前一定要拍牵引位X线片，并进一步测量腕高率（carpal height ratio），腕骨尺侧偏移率（ulnar translation ratio），舟月骨分离（scapholunate dissociation），对腕关节的破坏程度进行评估。

◆ 麻醉、体位再确认

患者如果既往进行了人工髋关节、人工膝关节置换手术，手术台换台搬动时注意避免关节脱位的发生。患者通常取仰卧位、上肢外展扎止血带进行手术（**图1a**）。如果患者合并肩、肘关节的挛缩，手术需要在患者躯干上方进行（**图1b**）。麻醉一般用并发症较少的腋部神经阻滞或静脉麻醉。

图1 手术时体位

a. 通常

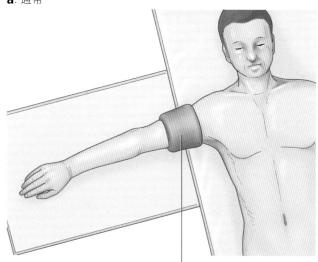

仰卧位使用空气止血带，外展台上进行手术

b. 患者合并有肩、肘关节的挛缩

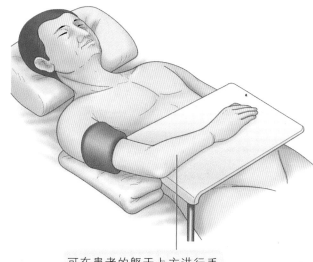

可在患者的躯干上方进行手术操作

手术概要

1 切口 ──────────

2 伸肌支持带的切开 ──────

3 伸肌腱滑膜的切除、关节囊的切开 ──

4 尺骨的截骨、利用旋前方肌进行
尺骨稳定性的重建

5 腕关节、桡尺远侧关节滑膜的切除 ──

6 桡尺远侧关节的融合 难点

7 伸肌腱的重建（断裂病例）──

8 关节囊、伸肌支持带的
重建，尺侧腕伸肌悬吊 难点

9 缝合，外固定，胶带固定 ──

典型病例图像

【病例】 **术前**

45 岁，女性。13 年前患 RA，
并进行了内科系统的治疗。因
自行停药出现腕关节的肿胀。
4 个月后出现小指背伸不能，在
2 周后出现环指背伸不能后来就
诊。X 线正、侧位片示 Larsen
分类 Ⅳ 级。
ⓐ X 线正位片。
ⓑ X 线侧位片。
ⓒ 外观像。

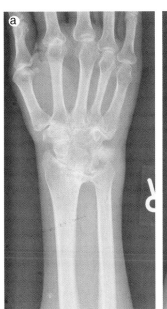
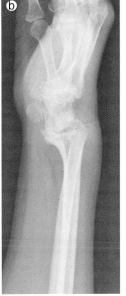
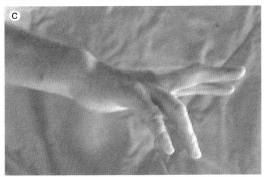

手术方法

1 切口

腕关节中央约6 cm长纵切口。如有伸肌腱断裂需要延长切口。术中粗大的静脉要保留，分离到伸肌支持带的浅层（**图2**）。背侧纵切口的优点：对感觉影响小；皮肤不容易发生坏死；向桡侧扩大显露也容易；术后不易产生瘢痕。

> **手术技巧及注意事项**
>
> 术中可保留头静脉的桡侧支和尺侧支，只结扎之间的交通支。为防止皮肤坏死，分离时要保留皮下脂肪层。

2 伸肌支持带的切开

阶梯状切开伸肌支持带。远端第6伸肌间室作为尺侧的基部，近端第4伸肌间室作为桡侧的基部，把伸肌支持带切断后，向两侧翻转，用于伸肌腱的重建和尺侧腕伸肌的悬吊（**图3a**）。如果伸肌腱滑膜炎较轻，伸肌支持带分远、中、近三部分重建，尺侧腕伸肌的悬吊需要用到伸肌支持带（**图3b**）。

图2 切口

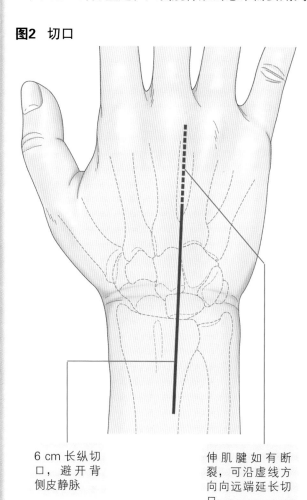

6 cm长纵切口，避开背侧皮静脉

伸肌腱如有断裂，可沿虚线方向向远端延长切口

图3 切开伸肌支持带

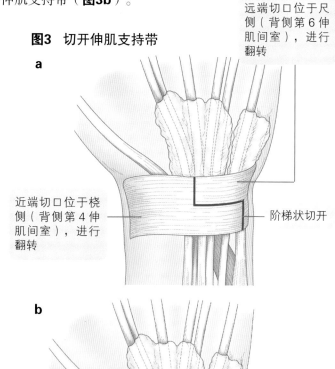

a

远端切口位于尺侧（背侧第6伸肌间室），进行翻转

近端切口位于桡侧（背侧第4伸肌间室），进行翻转

阶梯状切开

b

如合并有伸肌腱的轻度滑膜炎，可按图示的方法进行切开

手术技巧及注意事项

伸肌支持带切断时，常常容易自背侧第5伸肌间室处切断，而不是第4伸肌间室的尺侧，所以伸肌支持带切开时，要先确认好间室分区再进行切断。

3 伸肌腱滑膜的切除、关节囊的切开

分别彻底切除指总伸肌腱和尺侧腕伸肌腱的腱鞘滑膜，滑膜常常和桡尺远侧关节相交通，滑膜切除后常常可开放腕关节。尺侧腕伸肌腱常常发生掌侧脱位，需要牵出后进行滑膜切除（**图4**）。

4 尺骨的截骨、利用旋前方肌进行尺骨稳定性的重建

纵向切开桡尺远侧关节背侧关节囊，显露尺骨头。尽可能保留尺骨远端的软组织。在距关节面15~25 mm的位置进行截骨，切除10 mm的骨片。用1.2 mm的克氏针在尺骨近端背侧骨皮质钻孔。切断尺骨远端附着的旋前方肌进行骨膜下剥离，覆盖并缝合至截骨后的尺骨近端，以稳定尺骨（**图5**）。

图4 伸肌腱滑膜切除

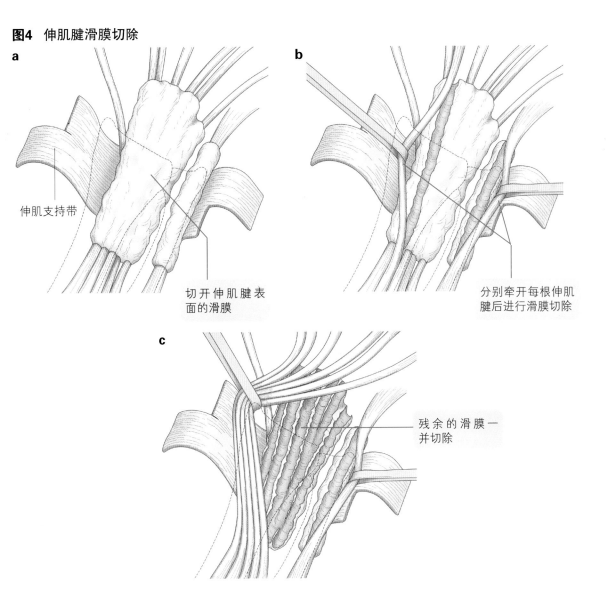

a

伸肌支持带

切开伸肌腱表面的滑膜

b

分别牵开每根伸肌腱后进行滑膜切除

c

残余的滑膜一并切除

5 腕关节、桡尺远侧关节滑膜的切除

桡尺远侧关节、桡腕关节、腕中关节的滑膜均进行切除。

6 桡尺远侧关节的融合（**图6**） 难点

用刮匙或摆锯切除关节软骨。尺骨截骨后降低尺骨头使之与桡骨关节面成零变异。桡尺远侧关节面放入移植骨块，用两枚克氏针临时固定。C型臂透视确认固定的位置良好后，用一枚4.0 mm松质骨螺钉进行固定，留置一枚克氏针预防旋转。

图5 尺骨截骨+利用旋前方肌的稳定术

a

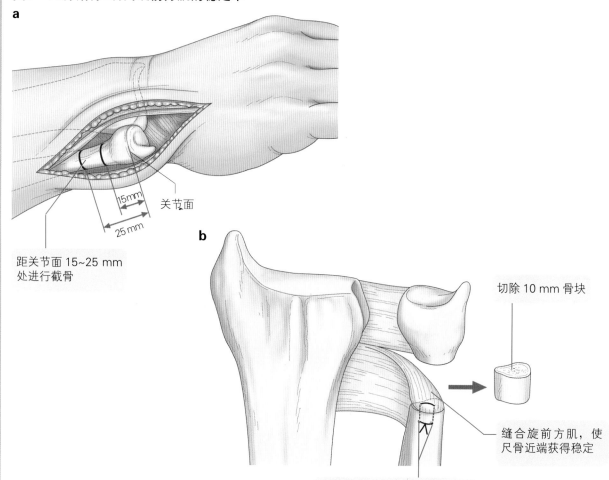

15mm

关节面

25 mm

距关节面 15~25 mm
处进行截骨

b

切除 10 mm 骨块

缝合旋前方肌，使
尺骨近端获得稳定

用 1.2 mm 克氏针在尺骨背侧
皮质开孔

图6 桡尺远侧关节的融合及植骨

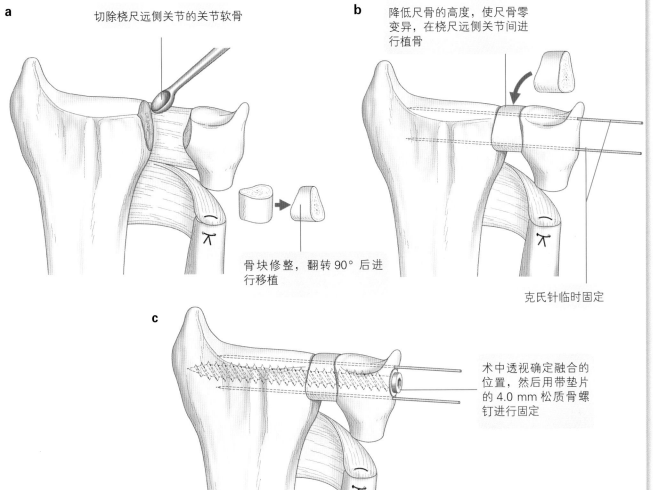

a　切除桡尺远侧关节的关节软骨

骨块修整，翻转90°后进行移植

b　降低尺骨的高度，使尺骨零变异，在桡尺远侧关节间进行植骨

克氏针临时固定

c　术中透视确定融合的位置，然后用带垫片的4.0 mm松质骨螺钉进行固定

⬤　**手术技巧及注意事项**　⬤·······················

　　融合桡尺远侧关节使用全螺纹松质骨螺钉，固定时助手需要紧紧压迫把持好移植骨块。

⬤　　**难点解析**　　⬤·······························

松质骨螺钉拧紧后，植骨块碎裂！

　　因为比较容易获得骨融合，所以松质骨螺钉可以留置原位，对碎裂的骨块进行克氏针固定，术后石膏固定5周。

松质骨螺钉术中固定失败！

　　出现这种情况，可更换4.5 mm的螺钉，或者钉孔内注入生物活性骨填充材料后，再进行螺钉固定。

7 伸肌腱的重建（断裂病例）

　　通常，伸肌腱由尺侧指开始断裂，远端断端位于手背侧。断裂肌腱的远端与邻指肌腱行端侧编织缝合（**图7**）。

难点解析

中指指总伸肌腱不全断裂！

  术前判断的环指、小指指总伸肌腱断裂，而中指指总伸肌腱完好，可于术中发现合并中指指总伸肌腱不全断裂的情况。按术前计划行小指、环指、中指指总伸肌腱编织缝合后缝合至示指指总伸肌腱。如果示指指总伸肌腱也有磨损，可从断裂的肌腱近端切取肌腱，对示指指总指伸肌腱进行修补加强。

8 关节囊、伸肌支持带的重建、尺侧腕伸肌腱的悬吊

  如果关节囊远端1/2无法缝合，需把阶梯状切开的伸肌支持带置于肌腱的下方，避免与骨接触。用近端1/2伸肌支持带把尺侧腕伸肌腱缝合至背侧进行悬吊（**图8**）。这个办法可以预防伸肌腱的弓弦状绷起的现象。如果伸肌支持带分成三部分，把中1/3伸肌支持带与尺侧腕伸肌腱进行悬吊。最后把旋前方肌缝合至截骨后的尺骨近端，稳定尺骨。

图7 伸肌腱重建（环、小指伸肌腱断裂）

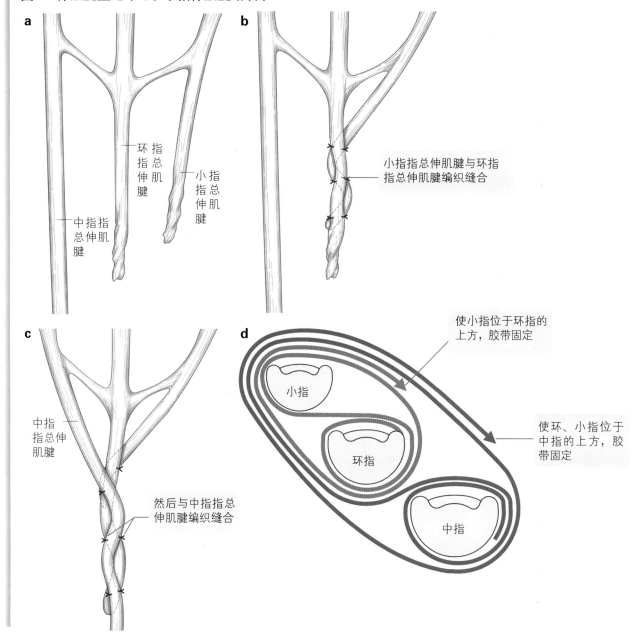

a

环指指总伸肌腱

小指指总伸肌腱

中指指总伸肌腱

b

小指指总伸肌腱与环指指总伸肌腱编织缝合

c

中指指总伸肌腱

然后与中指指总伸肌腱编织缝合

d

使小指位于环指的上方，胶带固定

小指

环指

中指

使环、小指位于中指的上方，胶带固定

图8 关节囊、伸肌支持带重建，尺侧腕伸肌腱悬吊

a. 阶梯状切开

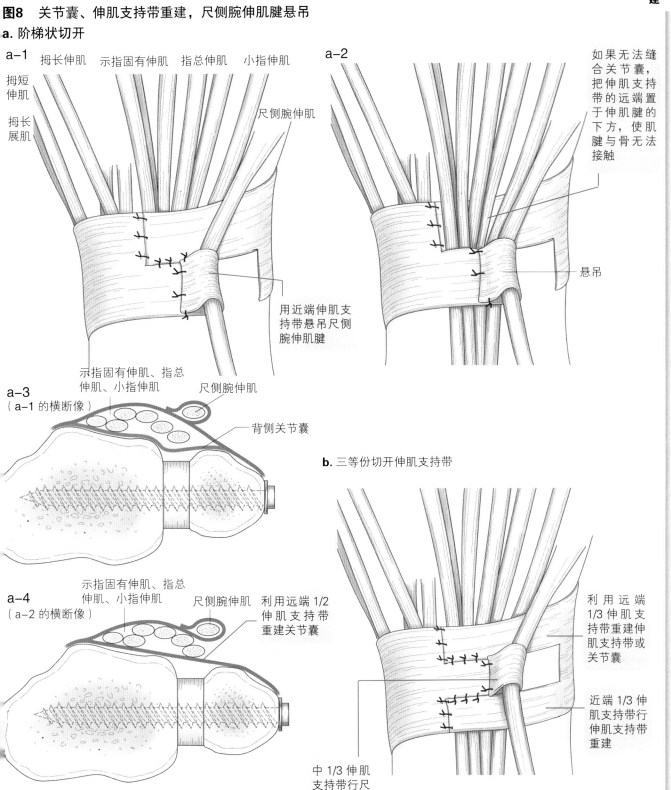

a-1

拇长伸肌　示指固有伸肌　指总伸肌　小指伸肌

拇短伸肌

拇长展肌

尺侧腕伸肌

用近端伸肌支持带悬吊尺侧腕伸肌腱

a-2

如果无法缝合关节囊，把伸肌支持带的远端置于伸肌腱的下方，使肌腱与骨无法接触

悬吊

a-3
（a-1 的横断像）

示指固有伸肌、指总伸肌、小指伸肌　尺侧腕伸肌

背侧关节囊

b. 三等份切开伸肌支持带

a-4
（a-2 的横断像）

示指固有伸肌、指总伸肌、小指伸肌　尺侧腕伸肌　利用远端1/2伸肌支持带重建关节囊

利用远端1/3伸肌支持带重建伸肌支持带或关节囊

近端1/3伸肌支持带行伸肌支持带重建

中1/3伸肌支持带行尺侧腕伸肌悬吊

9 缝合，外固定，胶带固定

可吸收线缝合皮下组织，黏合胶带黏结切口。前臂尺侧石膏固定2周。术后第二日开始屈指运动。肌腱断裂重建的患者用胶带保护后，也可早期行功能锻炼（减张位早期功能锻炼法——石黑法）（**图9**）。

图9 缝合切口，外固定，胶带固定

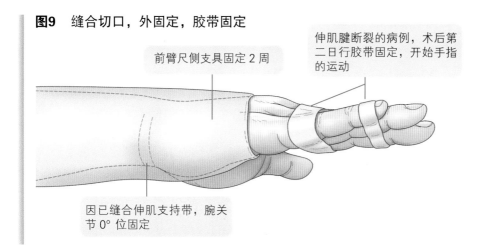

前臂尺侧支具固定 2 周

伸肌腱断裂的病例，术后第二日行胶带固定，开始手指的运动

因已缝合伸肌支持带，腕关节 0° 位固定

典型病例图像

【病例】 **术后**

正、侧位片。植骨后松质骨螺钉固定 4 个月。
ⓐ X 线正位片。
ⓑ X 线侧位片。
ⓒ 伸指像。
ⓓ 屈指像。

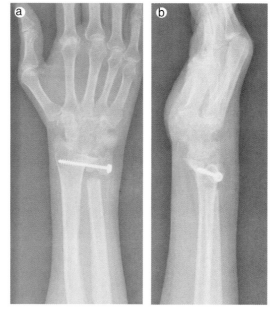

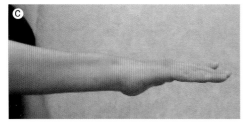

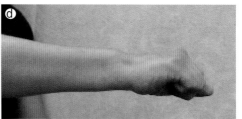

术后并发症及处理

◆ 尺骨截骨近端的不稳定

术后6~8周患者主诉疼痛及旋转时撞击，一般无须处理可逐渐缓解。握球运动是一种很好的增加肌力方法。

◆ 伸肌腱断裂

术后伸肌腱新发生断裂或缝合后断裂的情况偶有发生。滑膜炎造成肌腱的浸

润或机械刺激导致肌腱磨损，可能会导致术后肌腱断裂的发生。预防的办法是把磨损的肌腱与邻近的健康肌腱进行编织缝合或于近端取肌腱进行加强缝合。

◆ 腕关节掌侧脱位

本术式对腕关节掌侧脱位的改善无效，只能改善脱位的桡尺远侧关节。良好的药物治疗控制RA的进展是控制腕关节掌侧脱位的关键。

◆ 深部感染

如果有感染迹象需要应用抗生素，有骨性融合后，去除内固定螺钉。如果感染无法控制，应即刻拔出螺钉，进行清创治疗。

◆ 尺骨截骨处重新愈合

如果切除10 mm尺骨骨片后，因纠正尺骨变异导致截骨后尺骨间隙变小，有可能发生尺骨的重新愈合。解决办法是于近端再次行5 mm左右截骨。

康复治疗

不需要进行特殊的康复治疗，腕关节与指间关节可恢复到术前的功能状态。握球运动有助于减轻尺骨的不稳定状态。术前挂拐的患者，术后2周禁止挂拐，建议使用轮椅。

难点解析

环指、小指伸肌腱断裂重建术后，小指能背伸，而环指无法背伸！
原因：肌腱缝合时，肌腱的张力调解不正确，或伸肌支持带重建时缝到了肌腱。出现这种情况只有通过再次手术解决，所以为避免出现肌腱缝合至伸肌支持带的情况发生，术中要牵拉缝合的伸肌腱，确认环指、小指能完全背伸。

● 文献

［1］Chantelot C, et al. Synovectomy combined with the Sauvé-Kapandji procedure for the rheumatoid wrist. J hand Surg, 1999, 24-B：405-409.

［2］Nakagawa N, et al. Comparison of the Sauvé-Kapandji procedure and the Darrach procedure for the treatment of rheumatoid wrist. Mod Rheumatol, 2003, 13：239-242.

［3］Momohara S, et al. Clinical and radiological manifestation of the rheumatoid wrist after the Sauvé-Kapandji procedure. Mod Rheumatol, 2004, 14：231-235.

［4］石黒　隆, ほか. 手根伸筋腱断裂に対する再建法 – 減張位早期運動について – 日手会誌, 1989, 6：509-512.

［5］石黒　隆, ほか. 手関節における総指伸筋腱の皮下断裂 – 減張位早期運動について –. MB Orthop, 1995, 8(13)：7-15.

手类风湿关节的重建

部分腕关节融合术、全腕关节融合术

大连医科大学附属第一医院　**曲巍　鲁明　译**

新泻县立类风湿病中心诊疗部长　**石川　肇**

部分腕关节融合术

手术适应证

腕关节的稳定是手指功能得以发挥的重要因素，因类风湿腕关节出现疼痛、不稳定会导致手部出现严重的功能受损。早期的患者可以尝试用腕关节支具等进行辅助固定。当全身系统用药超过 6 个月以上，疼痛不缓解并伴有前臂的旋转障碍时，有滑膜切除的手术适应证。当伸肌腱出现断裂时，需要尽早行功能重建术。

部分腕关节融合术适用于 Larsen 分类 II ~ IV 级的关节破坏的患者。该手术保留了腕中关节。桡腕关节不稳定（腕骨尺侧移位、旋后畸形、掌侧半脱位）或舟月分离，需要行尺骨远端切除及滑膜切除术（**图1**）。

一般多行桡月固定，如果月骨有明显的碎裂，可行桡月三角骨的固定。如果固定了腕舟骨，术后腕关节的活动度会受到很大影响。部分腕关节融合术与 S-K 术相比，可获得更好的腕关节稳定性，并且可保留腕关节的部分活动度。当术后腕关节获得稳定性后，前臂的旋转功能和握力均可获得改善。

部分腕关节融合术的缺点是患者的掌屈功能会受限，这一点需要提前告知患者。

术前再确认

◆ 全身状况

RA 是全身系统性疾病，术前需要了解 RA 是否处于活动期及 RA 的类型、有无并发症（血细胞减少、肝肾肺功能障碍、循环系统损害、骨质疏松等）、用药情况（激素、抗类风湿药、生物制剂），并要对患者全身的关节功能进行检查评估。希望术前充分控制病情及并发症。

图1 术式选择

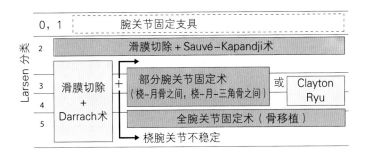

◆ **麻醉**

　　与全身麻醉相比，因并发症少、简便，神经阻滞应作为首选。肌间沟加腋路阻滞可收到很好的效果。对肩 RA 外展受限的患者可仅行肌间沟阻滞。

◆ **局部冷敷法**

　　手术时间如果超出 2 小时，采用冷敷可避免止血带麻痹，延长止血带时间，防止术后肢体肿胀。方法：麻醉前 1 小时，把术侧上肢完全进入冰袋内，约 40 分钟，上肢的温度降至约 20℃以下。手术开始后如果肢体的温度持续维持在 27℃以下，止血时间可维持 4 小时。然而，为了减轻术后的肿胀程度，术者实际操作时止血最长只维持 2.5 小时。

◆ **激素保护**

　　长期使用激素的患者，皮肤菲薄，容易发生感染。连续使用激素的患者，为了使肾上腺功能得到代偿，术前及术后需要使用激素静脉滴注进行保护。

手术概要

1 切口

2 伸肌支持带的处理和滑膜切除

3 去神经化和关节囊切开，尺骨远端切除和关节内滑膜切除

4 关节的显露和桡骨、月骨间融合骨面的准备

5 骨移植

6 桡骨、月骨间的门型钉固定　难点

7 尺骨远端稳定术

8 关节囊的修复和利用伸肌支持带修复肌腱滑动床

9 伸肌支持带的修复，缝合切口

【病例 1】 术前

53 岁，男性。Larsen 分类 Ⅲ 级。舟
月分离、尺骨正变异。
ⓐ正位片。
ⓑ侧位片。

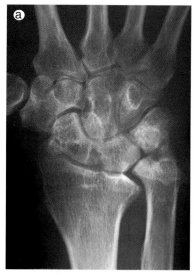
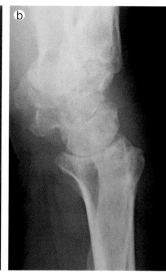

手术方法

1 切口

　　手术选用腕关节背侧正中、近端稍向尺侧偏斜，长约 7 ~ 8 cm 的纵切口（**图 2**）。保留尺神经的背侧支及背侧粗大的静脉，分离皮下脂肪层到达伸肌支持带。
"Z" 形切口或 "S" 形切口容易导致皮肤的坏死，所以避免使用图2-1 的切口。
要在伸肌支持带表面进行分离，皮肤向内、外两侧牵开后，可显露第 2 至第 6 背侧间室。要保护皮瓣，术中牵拉过紧可能会导致术后皮肤的坏死。

图2　切口

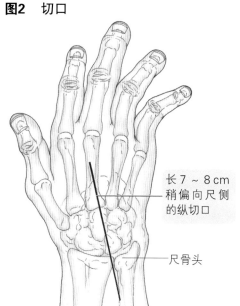

长 7 ~ 8 cm
稍偏向尺侧
的纵切口

尺骨头

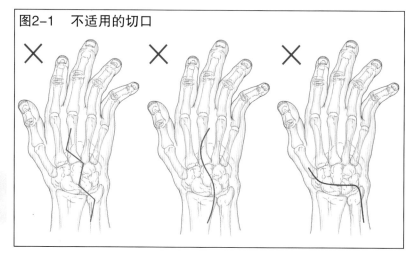

图2-1　不适用的切口

2 伸肌支持带的处理和滑膜切除

通常，从第 6 背侧间室（尺侧腕伸肌）的尺侧缘起，至第 2 背侧间室（桡侧腕长伸肌、桡侧腕短伸肌），切断伸肌支持带，瓣状剥离后，显露伸肌腱全貌（**图3**）。

确认各分区间室内每条肌腱滑膜增生的范围和程度，分别切除增生的滑膜。用剪刀纵向剪开肿大增粗的滑膜、勿损伤肌腱，自肌腱的表面剥离滑膜，最终一并切除。

手术技巧及注意事项

切开背侧伸肌支持带时，注意不要损伤第 5 背侧间室内的小指固有伸肌和第 3 背侧间室的拇长伸肌腱。

尺神经背侧支在小指伸肌腱的远端相交通，所以掀起小指伸肌腱时，注意保护尺神经背侧支。

后续的操作需要使用到伸肌支持带，尽可能广范围瓣状掀起伸肌支持带。

3 去神经化和关节囊切开，尺骨远端切除和关节内滑膜切除

为了获得完全的除痛效果，需要切除第 4 背侧间室关节囊上方的骨间背神经的终末支（**图4**）。

沿尺骨的长轴纵向切开肿胀的关节囊，约 5 cm 长，显露尺骨（**图4**）。距关节面 15 ~ 20 mm 处用摆锯切除尺骨头（**图5**）。修整尺骨断端锐利的边缘，避免伸肌腱的日后磨损。完全切除桡尺远侧关节内增生的滑膜（**图6**）。使用异物取出钳和咬骨钳切除滑膜（**图7**）。

图3 伸肌支持带的处理与伸肌腱鞘滑膜的切除

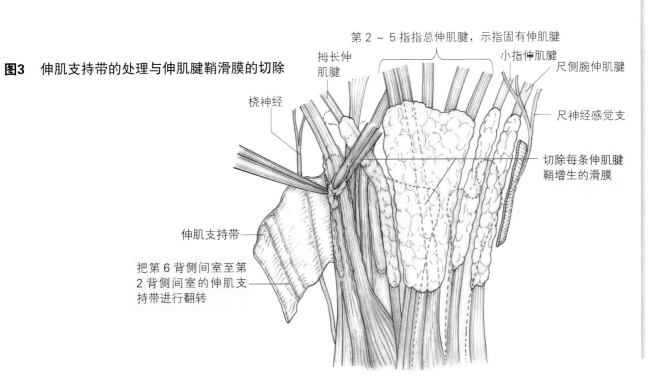

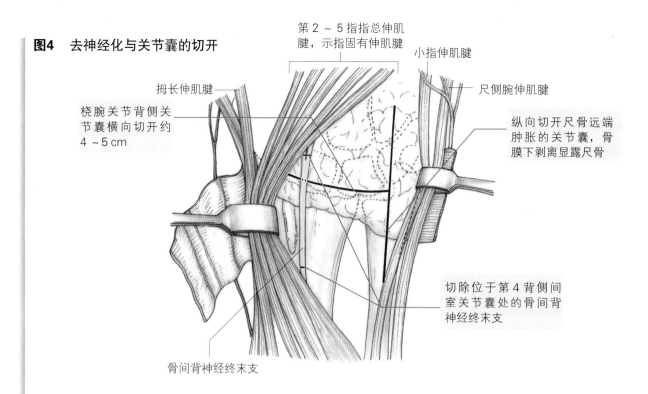

图4　去神经化与关节囊的切开

第 2 ~ 5 指指总伸肌腱，示指固有伸肌腱

小指伸肌腱

拇长伸肌腱

尺侧腕伸肌腱

桡腕关节背侧关节囊横向切开约 4 ~ 5 cm

纵向切开尺骨远端肿胀的关节囊，骨膜下剥离显露尺骨

切除位于第 4 背侧间室关节囊处的骨间背神经终末支

骨间背神经终末支

图5　骨切除

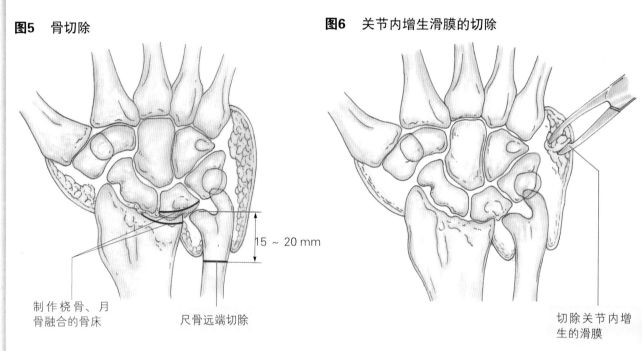

制作桡骨、月骨融合的骨床

尺骨远端切除

15 ~ 20 mm

图6　关节内增生滑膜的切除

切除关节内增生的滑膜

图7　切除滑膜所用器具

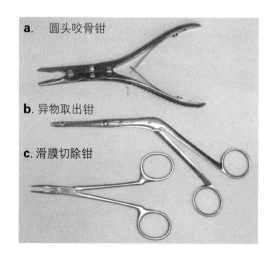

a. 圆头咬骨钳

b. 异物取出钳

c. 滑膜切除钳

然后横向切开桡腕关节背侧关节囊约 4 ～ 5 cm，瓣状掀起。切除桡腕关节、腕中关节及腕骨间增生的滑膜。桡腕关节和腕中关节的滑膜切除需要进行腕关节的轴向牵引。注意保护腕关节的韧带，用弯头的滑膜切除钳进行滑膜切除，非常方便。滑膜可侵及桡舟月韧带，韧带附着部可有骨的微小侵及形成骨洞（geode），要充分进行搔刮。用骨膜剥离子撬开桡腕关节，桡腕关节掌侧的滑膜也进行充分的切除（**图8**）。

> **手术技巧及注意事项**
>
> 充分展开关节，尽可能地切除掌侧滑膜。切除滑膜时尽可能保护好关节囊和韧带。

4 关节的显露和桡骨、月骨间融合骨面的准备

利用骨膜剥离子插入桡腕关节的掌侧，保持屈腕 90°，显露桡腕关节面，用生理盐水冲洗同时用磨钻去除桡骨月骨窝及月骨关节面的软骨及硬化的骨质。

> **手术技巧及注意事项**
>
> 术中如果不能获得满意的有骨松质的融合骨面，用克氏针在骨面上钻多个骨孔后进行骨融合。

5 骨移植

如果因滑膜的浸润导致骨缺损，用术中切取的尺骨头骨松质进行植骨，同时桡月关节也需要进行植骨（**图9**）。

> **手术技巧及注意事项**
>
> 用植骨器尽量在桡月间隙之间进行更多的植骨，这样会使桡舟间隙增宽。桡舟间隙越宽，术后屈伸活动受限越少。

图8 尺骨远端切除、显露关节，桡骨、月骨融合骨面的制作

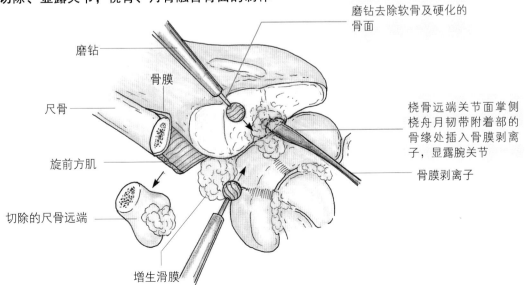

磨钻去除软骨及硬化的骨面

磨钻

骨膜

尺骨

旋前方肌

切除的尺骨远端

增生滑膜

桡骨远端关节面掌侧桡舟月韧带附着部的骨缘处插入骨膜剥离子，显露腕关节

骨膜剥离子

图9　骨移植

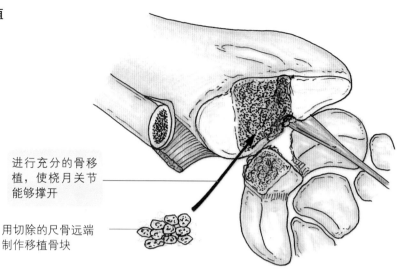

进行充分的骨移植，使桡月关节能够撑开

用切除的尺骨远端制作移植骨块

图10　克氏针固定

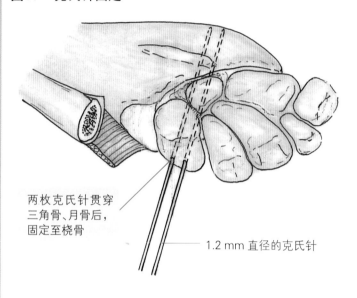

两枚克氏针贯穿三角骨、月骨后，固定至桡骨

1.2 mm 直径的克氏针

图11　门型钉枪

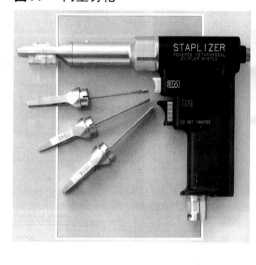

6 桡骨、月骨间的门型钉固定

难点

先用直径是 1.2 mm 的两枚克氏针临时固定月骨、三角骨（**图10**）。克氏针由尺侧向桡侧穿针时，助手须把持腕关节在中立位至旋前位之间，术者用手指及钩镊把向掌侧移位的月骨复位至桡骨关节面的月骨窝，用骨膜剥离子尖端沿轴向压迫月骨至桡骨远端关节面的月骨窝，同时进行克氏针固定。

使用门型钉枪固定桡骨、月骨（**图11**），用 13 mm × 15 mm 的门型钉（**图12**）。打入两枚门型钉，可获得稳定的固定。如果有严重的骨质疏松或月骨有压溃，固定时不能使用门型钉枪；可用 1.2 mm 直径的克氏针钻孔后，徒手进行门型钉固定。以上操作完成后，X 线确认门型钉的位置，如果复位及固定均良好，取出两枚临时固定的克氏针。

如果月骨严重压溃，有碎裂的情况，需要磨去月骨、三角骨之间的软骨，进

图12　尺骨远端切除、显露关节，桡骨、月骨融合骨床的制作

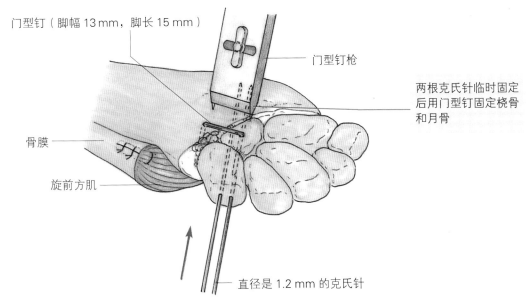

门型钉（脚幅 13 mm，脚长 15 mm）

门型钉枪

两根克氏针临时固定后用门型钉固定桡骨和月骨

骨膜

旋前方肌

直径是 1.2 mm 的克氏针

行植骨。先前斜向穿入临时固定月骨、三角骨的两枚克氏针，可做内固定留置。术中操作时注意不要引起月骨的骨折，融合三角骨、月骨不会引起腕关节严重的活动受限。

> ### 手术技巧及注意事项
>
> 穿入两枚临时固定月骨、三角骨的克氏针时，三角骨的尺侧要进行充分的显露，这一点非常重要。
> 尽可能徒手对月骨进行复位后固定，如果复位困难，也可原位固定。
> 桡骨、月骨间插入门型钉时，钉脚的远端距桡骨背侧缘仅 2 mm 的距离，即可钉入月骨的中心。

> ### 难点解析
> **月骨发生骨折！**
> 当数次使用门型钉枪打入门型钉，或门型钉插入的位置不恰当，导致骨折发生时，需要先充分进行骨移植，然后徒手插入门型钉，并用克氏针追加月骨 – 三角骨的固定。

7 尺骨远端稳定术

尺骨远端切除后，尺骨会发生不稳定，前臂旋前时会发生背侧突出，导致术后伸肌腱的磨损而发生肌腱断裂。利用旋前方肌与尺骨骨膜或周围软组织进行缝合，伸肌腱滑动部位用软组织缝合覆盖，使截骨后的尺骨远端偏向掌侧，获得尺骨远端的稳定（**图13**）。

> ### 手术技巧及注意事项
>
> 缝合后，在屈肘和伸肘的位置，分别进行旋前、旋后运动，确认前臂能顺利进行旋转运动。如果软组织缝合过紧，尺骨断端会和桡骨发生撞击。

图13 尺骨的稳定化手术

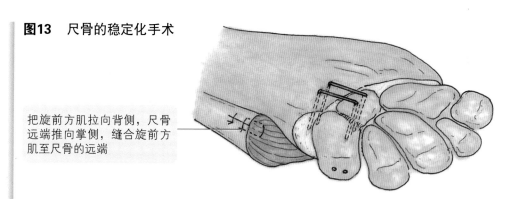

把旋前方肌拉向背侧，尺骨远端推向掌侧，缝合旋前方肌至尺骨的远端

图13-1 用尺侧腕伸肌腱行尺骨远端稳定化术

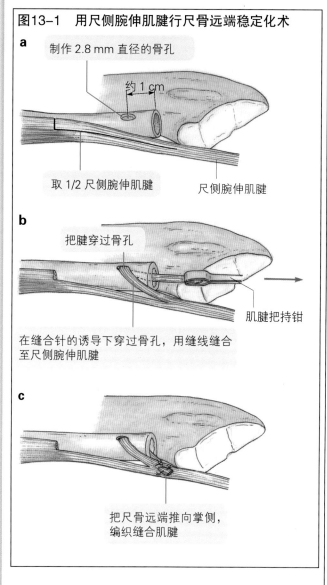

a

制作2.8 mm直径的骨孔

约1 cm

取1/2尺侧腕伸肌腱

尺侧腕伸肌腱

b

把腱穿过骨孔

肌腱把持钳

在缝合针的诱导下穿过骨孔，用缝线缝合至尺侧腕伸肌腱

c

把尺骨远端推向掌侧，编织缝合肌腱

图13-2 用尺侧腕屈肌腱行尺骨稳定化术

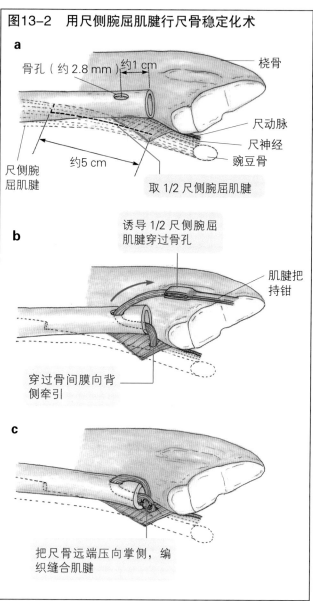

a

骨孔（约2.8 mm）　约1 cm

桡骨

尺动脉

尺神经

豌豆骨

尺侧腕屈肌腱

约5 cm

取1/2尺侧腕屈肌腱

b

诱导1/2尺侧腕屈肌腱穿过骨孔

肌腱把持钳

穿过骨间膜向背侧牵引

c

把尺骨远端压向掌侧，编织缝合肌腱

　　如果这种办法尺骨远端不能获得稳定，切取尺侧腕伸肌腱的一半，尺骨背侧髓腔开孔，把尺侧腕伸肌腱穿过骨孔后，向远端牵引，行自身的编织缝合（**图13-1**）。

　　如果术前尺骨远端有明显的背侧半脱位，前臂尺侧追加4 cm长切口，远端作为基部，切取1/2尺侧腕屈肌腱，在尺骨截骨水平，尺侧腕屈肌腱由掌侧向背侧牵出，尺骨远端背侧开孔引出尺侧腕屈肌腱，向远端牵引后，与自身进行编织缝合（**图13-2**）。

切取 1/2 尺侧腕屈肌腱，由掌侧向背侧牵出时，注意不要损伤尺神经及尺动脉。

8 关节囊的修复和利用伸肌支持带修复肌腱滑动床

进行滑膜切除时不可避免地要切除部分关节囊，缝合关节囊时如果发生骨或门型钉的外露，为了避免伸肌腱的磨损，需要把伸肌支持带横向切成两条，远端 1/2 覆盖露出的腕骨，修复肌腱的滑动床（**图14**）。

不要过紧缝合背侧的关节囊，否则可能会导致术后的屈腕障碍。
为了避免伸肌腱术后粘连及断裂，用部分伸肌支持带修复肌腱的滑动床。

9 伸肌支持带的修复，缝合切口

伸肌支持带近端 1/2 缝合至原位（**图15**）。为了避免拇长伸肌腱在 Lister 结节处断裂，把拇长伸肌腱置于修复的伸肌支持带的上方。上述操作完成后，松止血带、冲洗、引流、止血、关闭切口。用松散的纱布放于指间后包扎，短臂石膏固定。如果术中使用了尺侧腕伸肌腱或尺侧腕屈肌腱进行尺骨稳定术，长臂石膏固定 3 周，禁止前臂旋转运动。

图14 关节囊的修复与利用伸肌支持带进行滑动床的重建

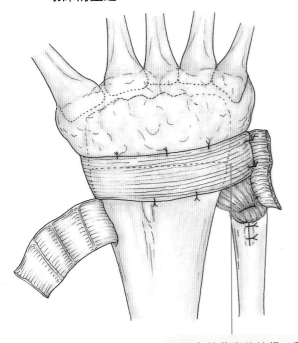

如果有关节囊的缺损，利用伸肌支持带进行修复，重建滑动床

图15 伸肌支持带的缝合

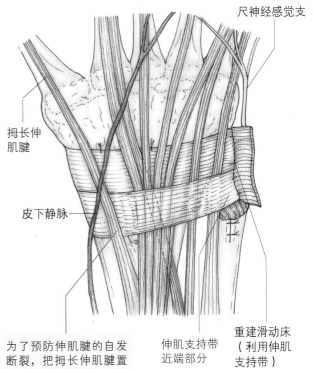

尺神经感觉支

拇长伸肌腱

皮下静脉

为了预防伸肌腱的自发断裂，把拇长伸肌腱置于伸肌支持带的上方

伸肌支持带近端部分

重建滑动床（利用伸肌支持带）

典型病例图像

【病例1】 术后

滑膜切除，桡骨、月骨融合，尺骨头切除。
ⓐ正位片。
ⓑ侧位片。

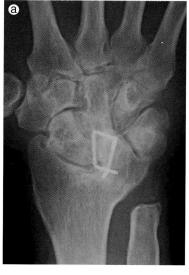
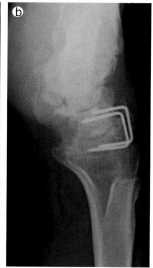

术后并发症及处理

◆ **表皮坏死**

原因：术中软组织保护不好、术后肿胀、低蛋白血症。

处理：清创、再缝合、植皮、辅助用药。

◆ **深部感染**

原因：激素、糖尿病、免疫功能低下、白细胞减少。

处理：清创、灌洗、应用抗生素。

◆ **神经损伤**

原因：术中损伤、术后肿胀。

处理：检查术后是否有石膏的压迫、抬高上肢、进行手指运动、应用维生素B12。

◆ **伸肌腱断裂**

原因：尺骨远端不稳定、滑膜炎复发、软组织脆弱、肌腱粘连。

处理：尺骨断端稳定术、粘连松解术、肌腱重建术。

◆ **内固定失败**

原因：固定不良、骨质不良。

处理：突出皮下会产生疼痛、需取出内固定。

◆ **假关节**

原因：固定不良、融合部位骨血运不良、植骨不足。

处理：多数可获得纤维性愈合，如无疼痛无须治疗。

◆ 指间关节活动受限

原因：肌腱粘连、关节挛缩、骨萎缩。

处理：术后抬高患肢，早期运动；拆线后可采用温热、运动疗法，理疗按摩。

康复治疗

外固定共 8 周，前 4 周短臂石膏固定，后 4 周腕关节支具固定，并可开始进行轻微的掌屈及背伸运动。

如果使用 1/2 尺侧腕伸肌腱或尺侧腕屈肌腱行尺骨远端稳定术，术后 sugartongs splint 或长臂石膏固定 3 周。固定时，前臂处于中立位。之后，用腕关节支具固定，并开始进行屈伸运动，支具共计佩戴 8 周。

全腕关节融合术

手术适应证

关节损害达到 Larsen 分类 IV ～ V 级的患者一般行全腕关节融合术。腕中关节破坏乃至消失，或者桡腕关节有半脱位乃至脱位的患者，需要进行滑膜及尺骨头的切除（**图1**）。一旦腕关节获得了骨性愈合，即可得到一稳定和无痛的关节，握力也可获得增加。

腕关节融合的内固定及植骨的方法多种多样，有交叉克氏针、接骨板、钢丝、螺钉、髓内针等固定方法。本文用改良型 Millender 和 Nalebuff 髓内针固定，方法简单，获得了良好的融合效果，**图16** 对腕关节融合器械进行了详细介绍。

图16 腕关节融合器械

a

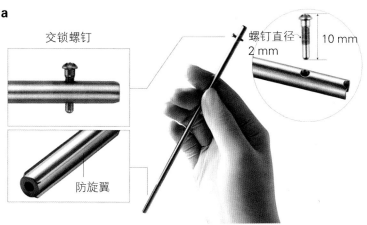

外径 4.5 mm 的管状杆（纯钛），近端桡侧有防旋翼，远端有防旋交锁螺钉孔

b

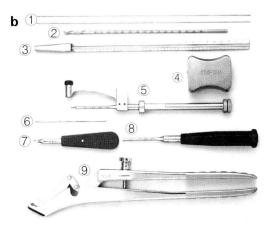

① 1.5 mm 导针
② 4.5 mm 空心钻
③ 测深尺
④ 撞锤
⑤ 打入器
⑥ 2 mm 导针
⑦ 交锁钉螺刀
⑧ 髓内针打入器
⑨ 折弯器

融合术后可获得无痛、稳定的腕关节，前臂的旋转及握力均可获得改善。然而，腕关节丧失了屈伸功能，对于指间关节功能障碍的患者，希望术前戴腕关节支具做模拟融合测试。

术前再确认

术前再确认内容同部分腕关节融合术。

手术概要

1 切口

2 伸肌支持带的处理与伸肌腱鞘滑膜切除

3 去神经化与关节囊切开，尺骨远端切除与关节内滑膜切除

4 桡骨远端截骨与扩髓

5 掌骨截骨与扩髓

6 髓内针的插入掌骨 难点

7 插入桡骨侧髓内针 难点

8 髓内针的打入与折弯

9 植骨、交锁钉锁定、门型钉辅助固定

10 尺骨远端稳定术

11 关节囊缝合与利用伸肌支持带修复肌腱滑动床

12 伸肌支持带的缝合，关闭切口

典型病例图像

【病例2】 **术前**

84 岁，女性。Larsen 分类 V 级，有高度的关节破坏及掌侧脱位。
ⓐ正位片。
ⓑ侧位片。

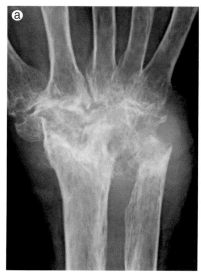
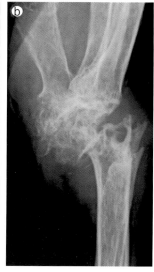

手术方法

1 切口

手术切口同部分腕关节融合术。术中为了导引出髓内钉，需要在第3掌指关节处纵向切开小切口（**图17**）。

2 伸肌支持带的处理与伸肌腱鞘滑膜切除

伸肌支持带的处理与伸肌腱鞘滑膜切除同部分腕关节融合术。

3 去神经化与关节囊切开，尺骨远端切除与关节内滑膜切除

为了充分显露腕关节，术中桡侧腕短伸肌腱需要阶梯状切开，桡腕关节囊背侧追加横向切开至桡骨茎突（**图18**）。关节内滑膜切除与截骨见**图19**。

图17 切口

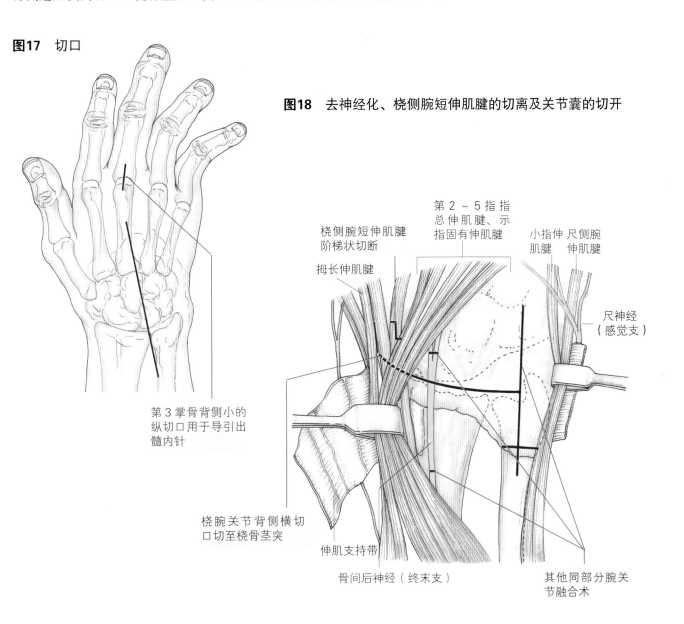

第3掌骨背侧小的
纵切口用于导引出
髓内针

图18 去神经化、桡侧腕短伸肌腱的切离及关节囊的切开

桡侧腕短伸肌腱
阶梯状切断

拇长伸肌腱

第2～5指指
总伸肌腱、示
指固有伸肌腱

小指伸
肌腱

尺侧腕
伸肌腱

尺神经
（感觉支）

桡腕关节背侧横切
口切至桡骨茎突

伸肌支持带

骨间后神经（终末支）

其他同部分腕关
节融合术

109

横向切开背侧关节囊显露桡骨茎突时，注意不要损伤拇短伸肌腱、拇长展肌腱及桡动脉背侧支。

4 桡骨远端截骨与扩髓

骨膜剥离子尖端于桡舟月韧带的附着点处插入，保持腕关节屈曲 90°。桡骨关节面 (Lister 结节延长线处) 用直径 3 mm 的克氏针插入桡骨髓腔（**图20**）。用摆锯行桡骨远端截骨。截骨摆锯要垂直于插入髓腔的克氏针。插入克氏针处更换为 1.5 mm 的导针，使用 4.5 mm 空心钻扩髓（**图21**）。用测深尺测量桡骨髓腔的深度（L）。

图19 关节内滑膜切除与骨切除

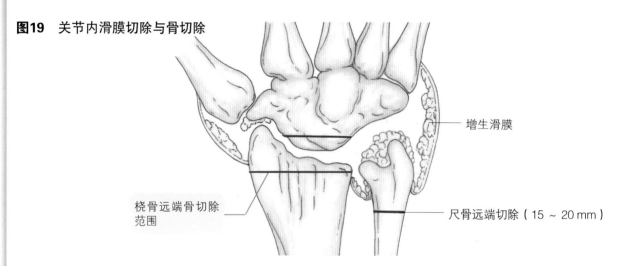

增生滑膜

桡骨远端骨切除范围

尺骨远端切除（15 ~ 20 mm）

图20 桡骨的骨切除

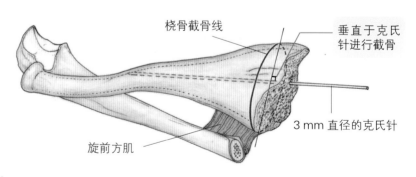

桡骨截骨线

垂直于克氏针进行截骨

3 mm 直径的克氏针

旋前方肌

图21 桡骨钻孔

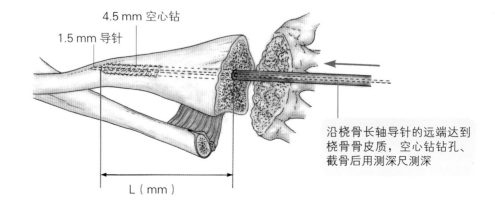

4.5 mm 空心钻

1.5 mm 导针

沿桡骨长轴导针的远端达到桡骨骨皮质，空心钻钻孔、截骨后用测深尺测深

L（mm）

5 掌骨截骨与扩髓

在 X 线透视下，把 1.5 mm 导针自第 3 掌骨基底部插入第 3 掌骨髓腔，远端自第 3 掌骨头背侧穿出。在导针出口处小切口切开，牵开伸肌腱，小切口切开伸肌腱帽与关节囊，自远端切口处拔出部分导针。摆锯垂直于导针向近端掌骨方向倾斜20°，切除硬化骨及软骨（**图22**）。用导针测出第 3 掌骨的长度（M），用 4.5 mm 的空心钻沿导针进行扩髓（**图23**）。

图22　截骨

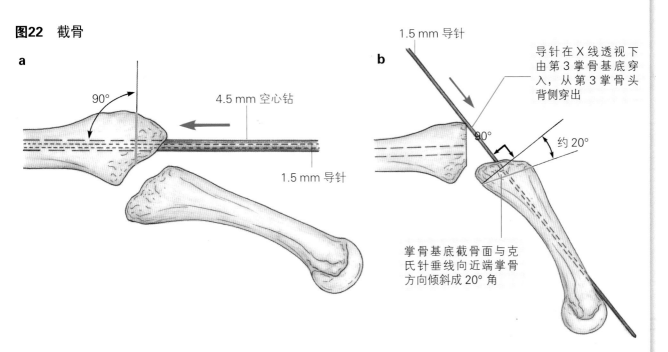

a

90°

4.5 mm 空心钻

1.5 mm 导针

b

1.5 mm 导针

导针在 X 线透视下
由第 3 掌骨基底穿
入，从第 3 掌骨头
背侧穿出

90°

约 20°

掌骨基底截骨面与克
氏针垂线向近端掌骨
方向倾斜成 20° 角

图23　掌骨侧扩髓

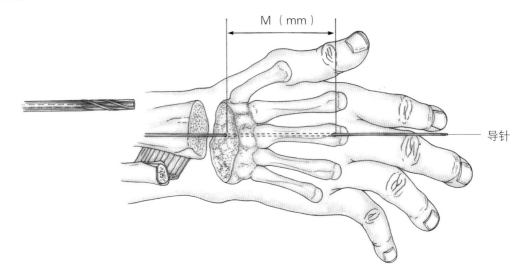

M（mm）

导针

X线透视确认导针在第3掌骨髓腔内后再进行扩髓操作。

6 髓内针插入掌骨 难点

为使髓内针远端停留在第3掌骨髓腔狭窄处，髓内针的长度应为 M+L－25 mm（**图24**）。沿导针把直径4.5 mm的髓内针插入第3掌骨，插入髓内针时使用髓内针打入器，打入近端防旋翼的同时，使掌骨头远端露出部分髓内针。此时，注意远端防旋交锁钉孔要朝向掌侧。髓内针的近端在第3掌骨基底处约露出1～2 cm。

7 插入桡骨侧髓内针 难点

复位腕关节后导针重新插入桡骨髓腔。腕关节保持旋转中立位，用髓内针打入器向桡骨髓腔内打入髓内针的近侧端（**图25**）。打入一半的时候，取出导针，安装带导向装置的髓内针打入器，在X线透视下把髓内针完全打入桡骨髓腔。

肩外展90°、屈肘90°、指尖指向天花板方向打入髓内针（图25-1）。打入髓内针时不要发生旋转，远端交锁钉孔永远朝向掌侧（图25-2）。X线透视下打入近端髓内针，避免发生骨折，确定髓内钉打入正确的位置。

图24 髓内针插入掌骨侧

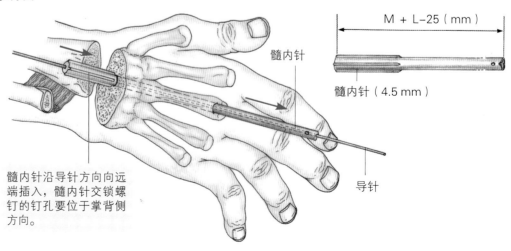

髓内针沿导针方向向远端插入，髓内针交锁螺钉的钉孔要位于掌背侧方向。

M + L－25（mm）

髓内针

髓内针（4.5 mm）

导针

图25 桡骨髓内针的插入

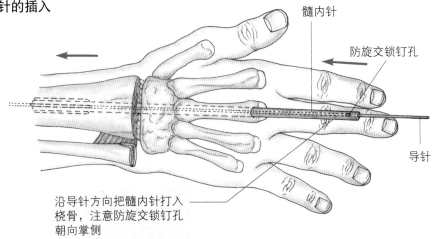

髓内针

防旋交锁钉孔

导针

沿导针方向把髓内针打入桡骨，注意防旋交锁钉孔朝向掌侧

图25-1 打入髓内针体位

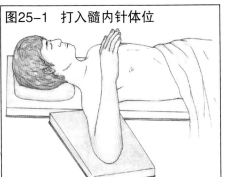

图25-2 背掌侧

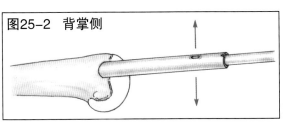

> **手术技巧及注意事项**
>
> 插入髓内针时如果发生骨折，而且髓内针无法插入确切的位置时，需拔出4.5 mm直径的髓内针，用4.0 mm直径的髓内针替换。

8 髓内针的打入与折弯

桡腕关节间用骨膜剥离子撬开10 mm的间隙，插入折弯器。把处于轻度屈曲位的腕关节，通过折弯髓内针使之处于轻度背伸位（**图26**）。

> **手术技巧及注意事项**
>
> 在折弯时，为了避免髓内针的旋转，让助手把持髓内针导向打入器，控制旋转。
>
> 髓内针只可在一处进行折弯，多处折弯会导致针的强度降低。

9 植骨、交锁钉锁定、门型钉辅助固定

桡腕关节间隙用切除的骨块进行植骨，徒手挤压使桡腕关节间隙消失（**图27**）。

113

图26 髓内针的打入与折弯

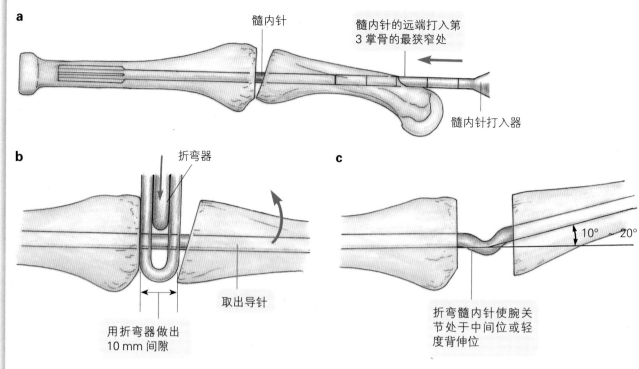

图27 植骨、交锁钉锁定、门型钉辅助固定

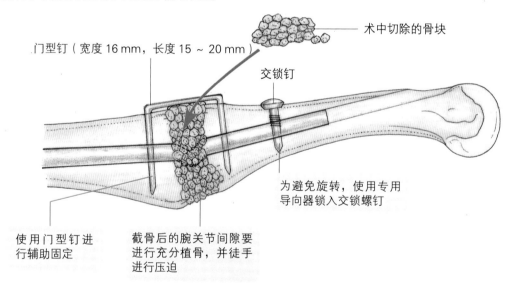

使用导向器瞄准，用 2 mm 专用克氏针在第 3 掌骨背侧开孔，拧入交锁钉。然后取出导向器。用门型钉追加固定桡腕关节进一步抗旋转。如没有专用门型钉，可用克氏针制作。

通常第 3 腕掌关节是不动关节，如果因 RA 病变导致关节发生异常活动，可用微型磨钻，磨去关节软骨后，斜向插入 1.5 mm 克氏针进行固定。

10 尺骨远端稳定术

尺骨远端稳定术同部分关节融合术。

11 关节囊缝合与利用伸肌支持带修复肌腱滑动床

关节囊缝合与利用伸肌支持带修复肌腱滑动床同部分关节融合术。

12 伸肌支持带的缝合，关闭切口

伸肌支持带的缝合，关闭切口同部分关节融合术。

典型病例图像

【病例2】 术后

滑膜切除、桡骨远端切除及腕
关节融合髓内针固定术。
ⓐ正位片。
ⓑ侧位片。

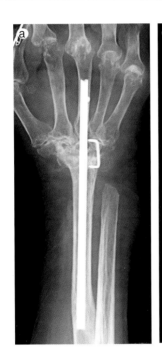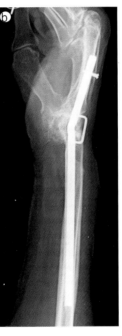

术后并发症及处理

术后并发症及处理同部分关节融合术。

康复治疗

外固定 8 ~ 10 周，前 4 ~ 6 周短臂石膏固定，后 4 周腕关节用支具固定。
如果用尺侧腕伸肌腱或尺侧腕屈肌腱进行了尺骨远端稳定术，术后前 3 周需要进
行长臂石膏固定，后 4 周用支具进行腕关节的固定。

●文献

［1］Larsen A, Dale K, et al.Radiographic evaluation of rheumatoid arthritis and related conditions by standard reference films. Acta Radiol Diagn(Stockh), 1977,18：481-491.

［2］Darrach W.Anterior dislocation of the head of the ulna. Ann Surg, 1912,56：802-803,.

［3］Sauv L, Kapandji M.Nouvelle technique de traitement chirurgical des luxations r cidivantes isolees de l' extr mit inf rieure du cubitus. J Chir, 1936, 47：589-594.

［4］Chamay A, Della Santa D, et al.Radiolunate arthrodesis. Factor of stability for the rheumatoid wrist. Ann Chir Main, 1983, 2：5-17.

［5］Ishikawa H, Murasawa A, et al.Long-term follow-up study of radiocarpal arthrodesis for the rheumatoid wrist. J Hand Surg, 2005, 30-A：658-666.

［6］Tajima T.Consideration on the use of the tourniquet in surgery of the hand. J Hand Surg, 1983,8-A（5 pt 2）：799-802.

［7］Leslie B M, Carlson G, et al.Results of extensor carpi ulnaris tenodesis in the rheumatoid wrist undergoing a distal ulnar excision. J Hand Surg, 1990, 15-A：547-551.

［8］Tsai T, Stilwell J H.Repair of chronic subluxation of the distal radioulnar joint(ulnar dorsal) using flexor carpi ulnaris tendon. J Hand Surg, 1984, 9-B：289-293.

［9］石川　肇.全固定術. Arthritis 運動器疾患と炎症, 2007, 5：12-21.

［10］Millender L H, Nalebuff E A.Arthrodesis of the rheumatoid wrist. An evaluation of sixty patients and description of a different surgical technique. J Bone Joint Surg, 1973, 55-A：1026-1034.

手类风湿关节的重建

Darrach 术

大连医科大学附属第一医院　**曲巍　傅重洋**　译

星丘厚生年金医院副院长　**河井秀夫**

手术特点

Darrach 术通过切除尺骨远端，解决因桡尺远侧关节不匹配或半脱位导致的疼痛及旋转障碍。腕关节是类风湿关节炎及类风湿滑膜炎容易累及的部位。当腕关节出现肿胀时，往往是关节内滑膜炎或伸肌腱滑膜增生的结果。进行滑膜切除时，往往因尺骨头存在半脱位，而同时进行尺骨头切除。尺骨头切除 1.5 cm 即可解决桡尺远侧关节问题。过长切除尺骨头，会导致肌力的下降和腕关节的不稳定。

Darrach 术可以使疼痛和旋转功能得到改善。但同时容易导致肌力的减退及尺骨远端的不稳定，并且可能会导致术后腕骨的尺侧滑移是其缺点。Darrach 术的适应证主要为腕关节退变较重而类风湿炎症较轻的病例，合并尺骨撞击的病例，高龄且活动较少的病例，发生了伸肌腱的断裂及需要行部分关节融合术的病例，尤其适合行 Darrach 术。

RA 患者行 Darrach 术，即使术后发生腕骨的尺侧移位，术后也多可获得满意的疗效。但重症类风湿关节炎的 mutilans 型患者不宜行 Darrach 术。如果尺骨头切除后发生了不稳定，术中需要进行稳定性重建。

手术方法

1 显露

腕关节背侧 "S" 形切口（**图1**），可方便进行伸肌腱、腕关节及尺骨切迹滑膜的切除。注意不要损伤桡背侧桡神经浅支和尺背侧尺神经背侧支。有些患者合并有伸肌腱鞘滑膜炎（**图2**）。伸肌腱的滑膜炎多数累及第 2 至第 6 背侧间室（**图3**）。切断尺侧腕伸肌腱的伸肌支持带，由尺侧伸肌支持带向桡侧分离显露（**图4**）。仔细地切除伸肌腱鞘增生的滑膜（**图5**）。

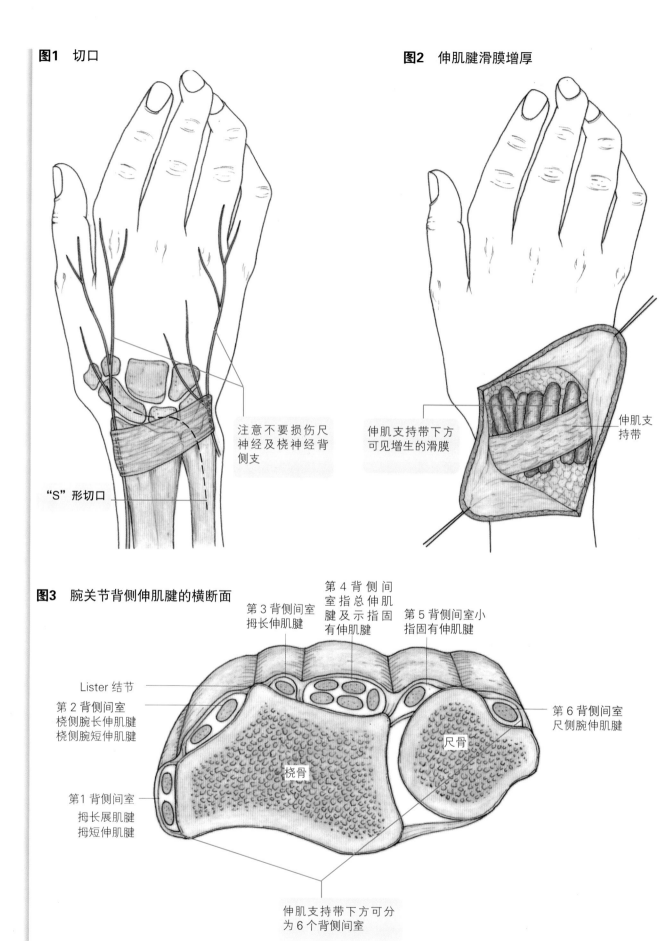

图1 切口

注意不要损伤尺神经及桡神经背侧支

"S" 形切口

图2 伸肌腱滑膜增厚

伸肌支持带下方可见增生的滑膜

伸肌支持带

图3 腕关节背侧伸肌腱的横断面

第3背侧间室拇长伸肌腱

第4背侧间室指总伸肌腱及示指固有伸肌腱

第5背侧间室小指固有伸肌腱

Lister 结节

第2背侧间室桡侧腕长伸肌腱桡侧腕短伸肌腱

第6背侧间室尺侧腕伸肌腱

尺骨

桡骨

第1背侧间室拇长展肌腱拇短伸肌腱

伸肌支持带下方可分为6个背侧间室

图4　伸肌支持带由尺侧进行剥离

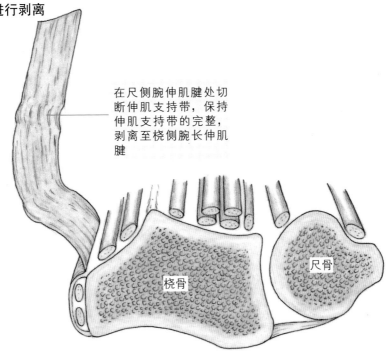

在尺侧腕伸肌腱处切断伸肌支持带，保持伸肌支持带的完整，剥离至桡侧腕长伸肌腱

桡骨

尺骨

图5　伸肌腱鞘增生滑膜的切除

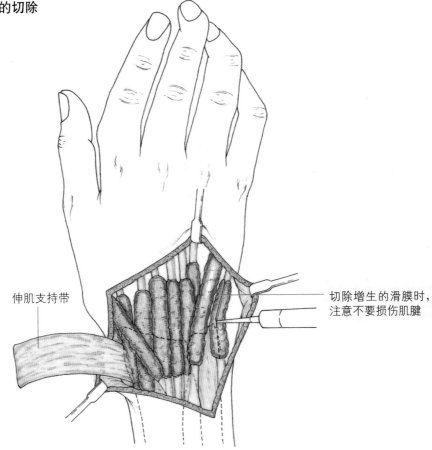

伸肌支持带

切除增生的滑膜时，注意不要损伤肌腱

2 切除尺骨头　难点

滑膜切除后，尺骨远端行骨膜下剥离并显露尺骨头约 3 cm（**图6**）。尺骨截骨处标记后用摆锯截骨（**图7**），尺骨截骨处靠近尺骨切迹，截骨约 1.5 cm（**图8**）。尺骨头的切除也可使用咬骨钳，尺骨头切除后，充分切除桡尺远侧关节的滑膜（**图**

图6 尺骨远端骨膜下剥离

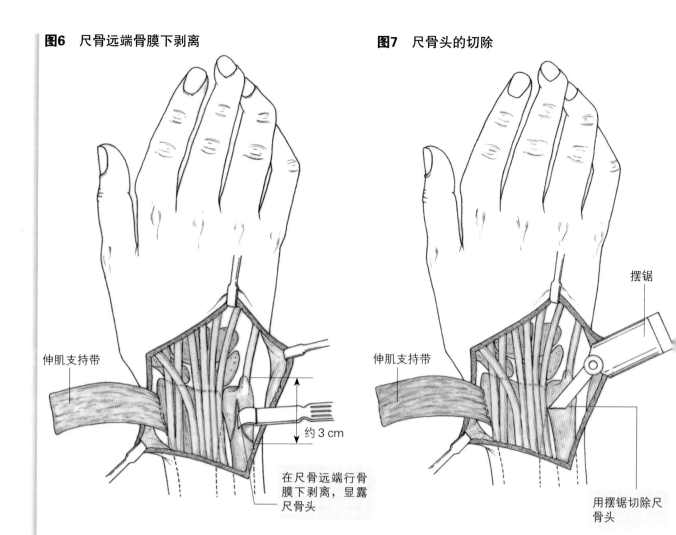

伸肌支持带

约 3 cm

在尺骨远端行骨膜下剥离，显露尺骨头

图7 尺骨头的切除

摆锯

伸肌支持带

用摆锯切除尺骨头

图8 尺骨头切除术

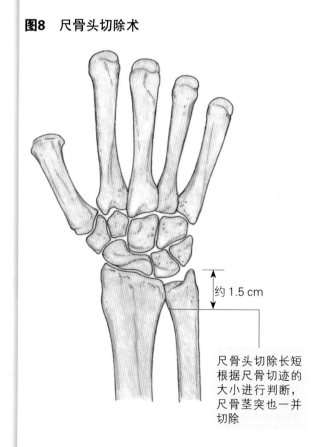

约 1.5 cm

尺骨头切除长短根据尺骨切迹的大小进行判断，尺骨茎突也一并切除

图9 尺骨切迹处的滑膜切除

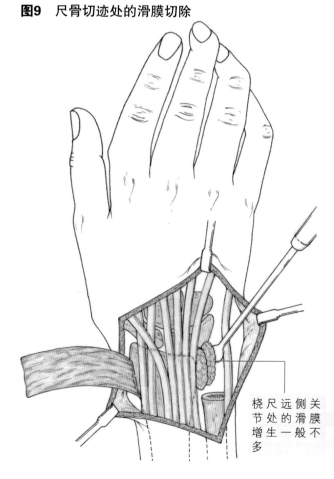

桡尺远侧关节处的滑膜增生一般不多

120

9）。利用 3/4 伸肌支持带进行伸肌腱滑动床的修复，剩余 1/4 进行伸肌支持带的重建（**图10**）。如果 RA 炎症不重，切除尺骨头时保留尺骨茎突；炎症较重时需要一并切除尺骨茎突及三角纤维软骨，同时行掌侧滑膜的清理。

手术技巧及注意事项

尺骨头的切除控制在尺骨切迹下方一点点即可，最多不超过2.5 cm。如果尺骨头切除过多，会导致尺骨远端的不稳定。

3 尺骨头切除后发生了尺骨远端不稳定

尺骨远端的不稳定会导致疼痛及握力的降低。尺骨头切除后，术中进行前臂的旋转，确认是否有尺骨远端的背侧不稳定。如果有明显的不稳定，需要进行稳定性的重建。取尺侧腕伸肌腱的一半，远端止点保留为基部。在尺骨的背侧开孔，穿入尺侧腕伸肌腱的 1/2，牵引张力下缝合，可获得尺骨远端的稳定性（**图**

图10 利用伸肌支持带重建伸肌腱的滑动床

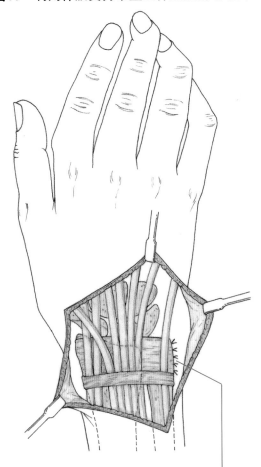

用 3/4 的伸肌支持带，缝合至关节囊及尺骨的骨膜，重建伸肌腱的滑动床，如果无法完整剥离伸肌支持带，伸肌支持带可全部用于重建滑动床

图11 利用尺侧腕伸肌腱行尺骨远端固定术

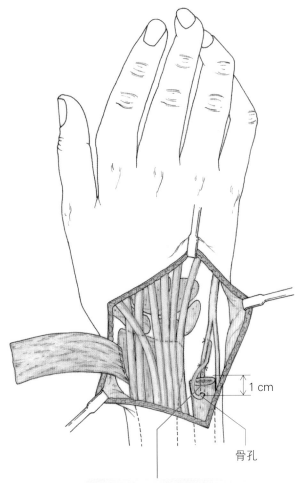

1 cm

骨孔

在尺骨远端 1 cm 处制作骨孔，利用 1/2 尺侧腕伸肌腱，穿过骨孔固定尺骨远端

11）。尺骨远端稳定术也可用桡尺远侧关节囊、旋前方肌与尺骨远端进行缝合；或者用尺侧腕屈肌腱的一半与尺骨远端缝合获得稳定性。

> **手术技巧及注意事项** ···
>
> Darrach术后，尺骨远端并不全部都需要进行稳定性重建。如果尺骨头切除后，前臂旋前时，尺骨远端发生背侧半脱位，就应考虑进行尺骨远端稳定性的重建。

4 尺骨头切除后发生了腕骨的尺侧偏移

尺骨头对腕骨有支撑作用，尺骨头切除后，腕骨往往有发生尺侧滑移的倾向。所以，尺骨头的切除应严格限定在关节退变较重而类风湿滑膜炎较轻的患者；合并尺骨撞击征的患者；高龄、活动较少的患者。但多数情况下，RA 患者 Darrach 术后即使发生了腕骨滑移，只要没有发生脱位，桡尺远侧关节旋转障碍仍可获得满意的疗效。

为了避免腕骨的尺侧移位，可预防性地进行腕骨部分融合术，同时并用 Darrach 术切除尺骨头可避免出现旋转障碍。

康复治疗

缝合骨膜、关节囊及伸肌支持带并关闭切口。腕关节短臂石膏托固定 2 周。如果同时做了尺骨稳定术需石膏托固定 4 周。术后早期积极进行指间关节，肩、肘关节的主动运动。

● 文献
［1］津下健哉 . リウマチ . 私の手の外科 , 南江堂 , 1995, 588–592.
［2］田島達也 . 慢性関節リウマチおよびリウマチ性腱鞘炎 . 神中整形外科学各論 , 南山堂 , 1994, 641–643.
［3］Adams B D.Distal radioulnar joint instability. Green's Operative Hand Surgery, 5th Ed, Elsevier Churchill Livingstone, 2005, 634–638.

手类风湿关节的重建

拇指畸形的重建（腕掌关节、掌指关节、指间关节）

大连医科大学附属第一医院　**吕德成　曲巍**　译

川崎市立多摩医院骨科部长　**松下和彦**
圣玛丽安娜医科大学骨科学教授　**别府诸兄**

拇指类风湿关节畸形的分类

拇指承担手功能的 40% ~ 50%。RA 患者多数会合并拇指的畸形，给日常生活带来很大的影响。Nalebuff 等把拇指畸形分为六种。

◆ Ｉ型（纽扣指）

掌指关节屈曲、指间关节过伸，呈现纽扣指的畸形，该型最多见。这种畸形主要由滑膜炎引起。掌指关节的滑膜炎导致拇短伸肌腱止点处组织脆弱化，拇长伸肌腱向尺掌侧偏移，侧副韧带拉长，关节发生破坏；掌指关节背侧的背伸力减弱，导致掌指关节不能完全背伸，进一步加重向掌侧的半脱位。指间关节因拇长伸肌及内在肌的牵拉导致过伸。日常生活做对指动作时，会导致掌指关节屈曲、指间关节过伸加重。有时因拇长伸肌腱的皮下自发断裂导致上述情况的进一步加重。有时因指间关节滑膜炎导致掌板周围软组织松弛，拇长屈肌腱的皮下断裂导致指间关节首先发生过伸，继而发生掌指关节屈曲的情况偶有发生。一般情况，畸形最严重的关节是首发症状出现的关节。

Ｉ型畸形临床上还分为早期、中期和晚期。早期拇指的掌指关节和指间关节可被动矫正；中期掌指关节畸形无法被动矫正，指间关节可被动矫正；晚期掌指关节及指间关节畸形均无法被动矫正。处于中期病变的病例最多。

◆ Ⅲ型（鹅颈畸形）

掌指关节过伸、指间关节屈曲，呈现鹅颈畸形。这种畸形主要是由于腕掌关节滑膜炎所引起。腕掌关节滑膜炎导致腕掌关节软组织松弛，握拳时导致腕掌关节向桡背侧半脱位。腕掌关节桡背侧半脱位会导致拇指外展力减小及第 1 掌骨内收，出现内收挛缩。正常情况当手握物时，第 1 掌骨外展，虎口张开。然而，当第 1 掌骨内收挛缩时，虎口无法张开，掌指关节背伸的力量发生作用。当掌指关节掌侧软组织松弛时，会出现掌指关节过伸，指间关节屈曲。

临床上把鹅颈畸形分为早、中、晚三期。当腕掌关节轻度畸形、无脱位，而掌指关节屈曲畸形可被动矫正时为早期；腕掌关节半脱位，掌指关节的畸形可被动矫正为中期；腕掌关节完全脱位，掌指关节无法被动矫正时为晚期。

◆ Ⅱ、Ⅳ、Ⅴ、Ⅵ 型

Ⅱ、Ⅳ、Ⅴ、Ⅵ型参照**表1**。

手术适应证和术式选择

佩戴支具预防畸形的发生，指导日常生活行为进行关节的保护。如果滑膜炎症状及变形进一步加重，按 Nalebuff 分类选择手术方案。这里对发生率较高的 Ⅰ 型和 Ⅲ 型进行介绍。

◆ Ⅰ 型（**表2**）

● 早期

此期腕掌关节及指间关节均可被动矫正畸形。此期手术选择滑膜切除和背伸功能的重建。把向尺掌侧移位的拇长伸肌腱修复回原位，以增强拇指的背伸肌力。该术式尽管术后 6 年，64% 的病例出现畸形复发，但总体上，拇指功能获得了改善。

对拇长伸肌腱和拇长屈肌腱断裂的患者，进行各肌腱的功能检查非常重要。拇长伸肌腱断裂需行肌腱移位术，指间关节掌板松弛及拇长屈肌腱的皮下断裂导致的指间关节过伸畸形，需要行肌腱移位术或肌腱移植术修复拇长屈肌，也可行拇长屈肌腱固定术。

表1 RA 的拇指畸形[1]

分类	分期	腕掌关节	掌指关节	指间关节
①（纽扣指）		－	屈曲	过伸
	早期	－	可以被动矫正	可以被动矫正
	中期	－	不可以被动矫正	可以被动矫正
	晚期	－	不可以被动矫正	不可以被动矫正
②（罕见）		屈曲，内转	屈曲	过伸
③（鹅颈畸形）		半脱位，屈曲，内转	过伸	屈曲
	早期	轻度畸形	可以被动矫正	
	中期	半脱位	可以被动矫正	
	晚期	脱位	不可以被动矫正	
④（gamekeeper 拇指）		－ （掌骨内收）	桡偏 （因尺侧副韧带功能不全）	－
⑤		＋ / －	过伸 （因掌板功能不全）	－
⑥ mutilans 畸形		骨缺损	骨缺损	骨缺损

表2 Ⅰ 型拇指畸形的治疗[1]

分期	掌指关节	指间关节
早期	滑膜切除术 拇长伸肌重建	滑膜切除术 拇长屈肌修复术（拇长屈肌断裂） 屈肌腱固定术
中期	关节融合术 关节成形术（硅胶植入法）	关节松解术
晚期	关节成形术（硅胶植入法） 关节融合术	关节融合术 关节松解术

◉ 中期

此期掌指关节无法被动矫正畸形，掌指关节发生了破坏。邻近的两个关节保持完好的话，可行掌指关节融合术。

◉ 晚期

此期掌指关节及指间关节均无法被动矫正。对掌指关节行硅胶假体置换获得部分活动度的手术，目前尚存争议。从硅胶假体的术后远期疗效来看，尽管仅能获得 20°～30° 的关节活动度，但对 RA 的患者具有重要的作用，这种看法与掌指关节稳定性最重要的看法存在不同。掌指关节、指间关节、腕掌关节，选择融合一个关节还是两个关节，要视具体情况而定。融合两个关节的情况较少见，但是如果需要，也可融合两个关节。

◆ III 型（鹅颈畸形，表3）

◉ 早期

早期适合联合使用腕掌关节韧带重建及切除关节的关节成形术。笔者使用拇长展肌腱重建关节韧带，同时与关节悬吊法（Thompson 法）或腱球填充植入术并用。

◉ 中期

中期腕掌关节用 Thompson 法，掌指关节如果有 20°～30° 过度背伸畸形，掌指关节需要行制动术。掌指关节的制动方法有肌腱固定术、桡侧籽骨与对侧的掌骨颈融合法、克氏针关节固定法。掌指关节克氏针固定可在屈曲 30° 的情况下，经皮穿针进行克氏针固定；4 周后取出克氏针，继续用支具固定 2 周后，开始功能锻炼。

◉ 晚期

晚期腕掌关节用 Thompson 法，过伸的掌指关节行关节制动术。

表3　III 型拇指畸形的治疗[1]

分期	腕掌关节	掌指关节
早期	关节切除成形术 + 韧带重建术	-
中期	关节切除成形术 + 韧带重建术	关节固定术 掌侧制动术
晚期	关节切除成形术 + 韧带重建术	关节固定术

手术方法

本文对掌指关节行滑膜切除及拇长伸肌腱的复位术、指间关节融合术、腕掌关节 悬吊成形术（Thompson 法）进行阐述。

掌指关节滑膜切除及拇长伸肌腱复位术

1 切开

麻醉采用上肢神经阻滞。掌指关节背侧纵向弧形切开，显露伸肌支持带。注意不要损伤桡神经的背侧支，找到向尺掌侧偏移的拇长伸肌腱。

2 拇长伸肌腱和拇短伸肌腱的剥离

分离拇长伸肌腱周围的软组织，把拇长伸肌腱自拇短伸肌腱剥离出来。自近节指骨近端 1/3 处切断，向近端翻转（**图1**）。把拇短伸肌腱自近节指骨基底处切断，并从指背伸肌腱膜处剥离。

3 滑膜切除、关节囊的处理

在关节囊的最薄弱处横向切断关节囊，显露掌指关节，进行滑膜切除。侧副韧带周围的滑膜也需要小心进行切除。在切开的关节囊远端，关节囊增厚的部位追加横向切开。把拇短伸肌腱和拇长伸肌腱进行侧侧缝合，拇长伸肌腱穿过关节囊的横向切开处（**图2**）。

4 拇长伸肌腱、拇短伸肌腱在掌指关节部的伸肌腱化 难点

把穿过关节囊横向切开部的拇长伸肌腱进行翻转。在掌指关节伸直位，把翻转的拇长伸肌腱拉向近端进行紧密缝合。然后进一步与指背的腱帽进行缝合（**图**

图1　掀起拇长伸肌腱

把拇长伸肌腱与周围组织及拇短伸肌腱分离开，在近节指骨近端 1/3 处切断拇长伸肌腱，向近端翻转

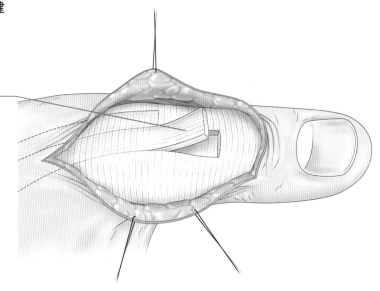

图2 关节囊的处理

在关节囊变薄处横向切开关节囊，显露掌指关节，进行滑膜切除。在已切开关节囊远端增厚处追加横向切开，拇长伸肌腱与拇短伸肌腱侧侧缝合后，拇长伸肌腱穿过横向切开的关节囊

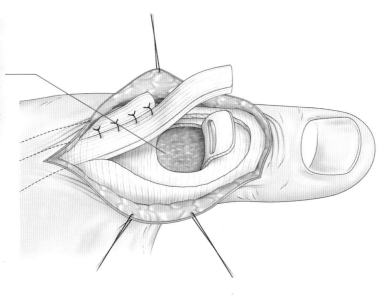

图3 利用拇长伸肌腱与拇短伸肌腱行掌指关节的背伸重建

把穿过关节囊横向切开处的拇长伸肌腱翻转，并与周围腱帽紧密缝合

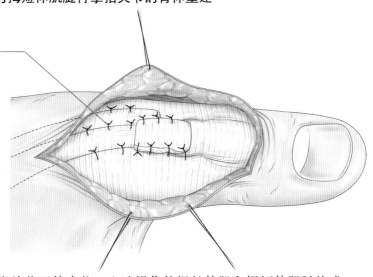

3）。用克氏针固定掌指关节至伸直位。上述操作使拇长伸肌和拇短伸肌腱均成为掌指关节的背伸肌腱。即使切断拇长伸肌腱，拇指指间关节还可以背伸，背伸是通过指背的伸肌腱帽与拇指的内在肌共同作用完成的，所以不要切断拇长伸肌腱远处，以保护伸肌腱帽的完整性。

指间关节融合术

拇指 RA 患者多数需要进行指间关节的融合术。由于 RA 患者多数合并有其他指的变形，所以病例不同，指间关节融合的角度也不同。本文介绍术中可调节融合角度的政田法。

1 指间关节显露

麻醉采用上肢神经阻滞。背侧 "Y" 形切口切开皮肤（**图4**），阶梯状切开拇长伸肌腱，显露背侧关节囊（**图5**）。横切关节囊，两侧的侧副韧带切开后屈曲脱位指间关节。充分切除关节内滑膜。

图4 切口

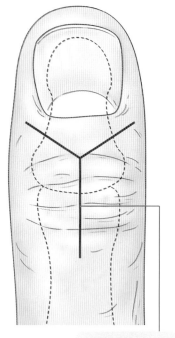

指间关节背侧 "Y"
形切口进行显露

图5 显露关节囊

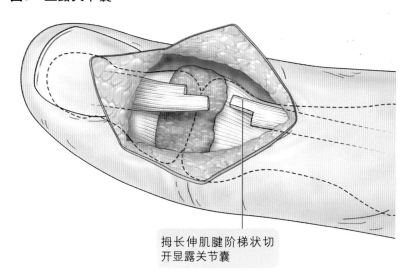

拇长伸肌腱阶梯状切
开显露关节囊

图6 指间关节臼杵状成形

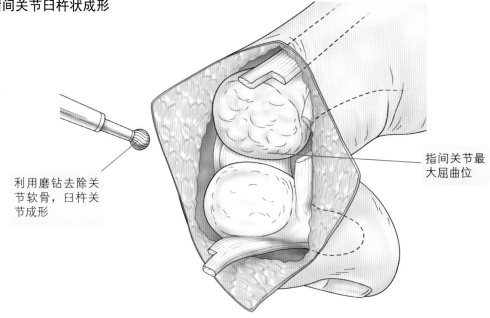

利用磨钻去除关
节软骨，臼杵关
节成形

指间关节最
大屈曲位

2 臼杵关节成形

　　指间关节最大屈曲状态，磨钻磨去关节软骨，使指间关节成臼杵状（**图6**）。
磨钻低钻速磨削关节软骨面。即使屈曲指间关节，远节和近节骨面也匹配良好（**图
6**）。

3 关节融合 难点

　　1.0 mm 克氏针逆行自末节指骨远端穿出，1.2 mm 克氏针分别自甲基部尺侧及桡侧皮肤穿出（**图7**）。伸直位压迫近节及远节指骨，先插入 1.0 mm 克氏针至近节指骨基底部临时固定。不需要进行植骨。此时拇指轻度屈曲、旋前，确定好拇指对指最佳位置后，把尺侧及桡侧的克氏针分别穿入近节指骨，共计三枚克氏针固定关节（**图8**）。剪断克氏针，轻轻敲打埋入皮下，修复拇长伸肌腱，缝合皮肤。

图7　逆行穿入克氏针

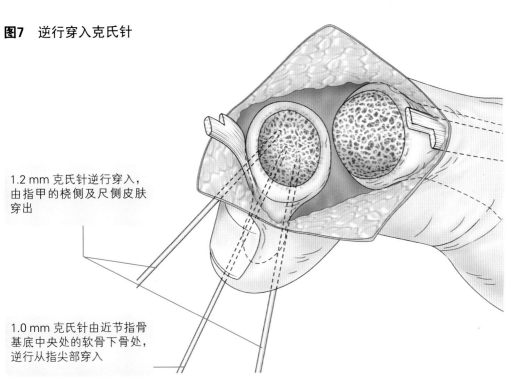

1.2 mm 克氏针逆行穿入，
由指甲的桡侧及尺侧皮肤
穿出

1.0 mm 克氏针由近节指骨
基底中央处的软骨下骨处，
逆行从指尖部穿入

图8　关节固定

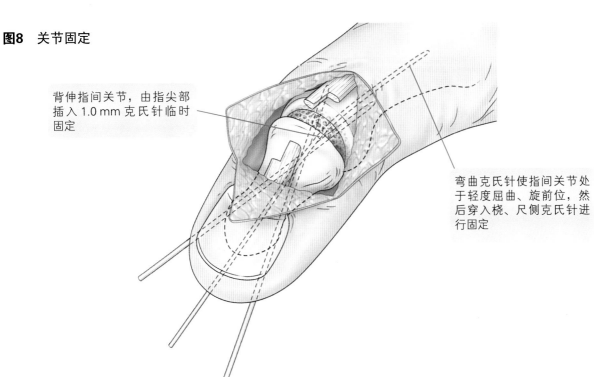

背伸指间关节，由指尖部
插入 1.0 mm 克氏针临时
固定

弯曲克氏针使指间关节处
于轻度屈曲、旋前位，然
后穿入桡、尺侧克氏针进
行固定

腕掌关节悬吊成形（Thompson 法）

1 切皮

在上肢神经阻滞下，纵向切开第1掌骨桡背侧缘，以腕掌关节为中心进行显露（**图9**①）。注意不要损伤桡神经浅支。

2 切除大多角骨

于拇长展肌腱与拇短伸肌腱之间进入，确认桡动脉后，分离并用牵引条牵引保护。切开关节囊、确认大多角骨。用咬骨钳一点一点咬除大多角骨，至最终完整咬除。同时进行关节的滑膜切除。与大多角骨一次性完整切除相比，一点一点咬除大多角骨相对更安全。由于显露的困难，一部分人建议保留近端部分大多角骨，大多角骨的完全切除和部分切除的术后疗效没有差别。

图9 切口

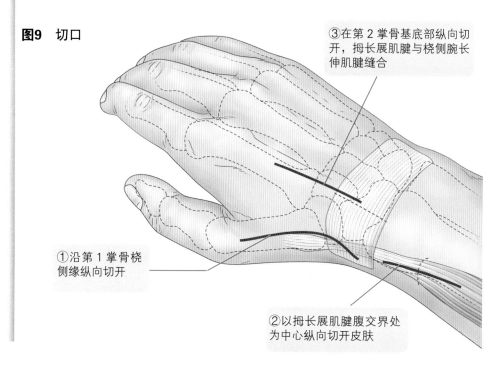

③在第2掌骨基底部纵向切开，拇长展肌腱与桡侧腕长伸肌腱缝合

①沿第1掌骨桡侧缘纵向切开

②以拇长展肌腱腹交界处为中心纵向切开皮肤

3 拇长展肌腱的翻转

以拇长展肌腱腹交界处为中心纵向切开皮肤（**图9②**），显露肌腱的移行部。在肌腱移行部切断拇长展肌腱，向第 1 掌骨基底止点处翻转（**图10**）。

4 制作骨孔、诱导拇长展肌腱 难点

保留拇长展肌腱在第 1 掌骨基底处的止点，止点处 1 cm 以远，由第 1 掌骨桡背侧向第 1 腕掌关节面中心，用 2.8 ~ 3.2 mm 的钻头钻孔（**图11**）。诱导翻转的拇长展肌腱穿过骨孔（**图12**）。

然后，在第 2 掌骨背侧基底部纵向切开（**图9③**），显露第 2 掌骨基底及桡侧腕长伸肌腱。自第 2 掌骨基底部的桡掌侧，向尺背侧钻孔（**图13**），向该骨孔内诱导拇长展肌腱（**图14**）。

5 悬吊第 1 掌骨

牵引诱导至骨孔内的拇长展肌腱，张力要适度，不要使第 1 掌骨向近端移位，起到悬吊的效果。拇指对掌位克氏针固定第 1 掌骨与腕舟骨（**图15**）。然后，拉紧拇长展肌腱，把拇长展肌腱与桡侧腕长伸肌腱进行编织缝合（**图16**）。大多角骨切除后，不进行肌腱的填充也没有问题。

图10 翻转拇长展肌腱

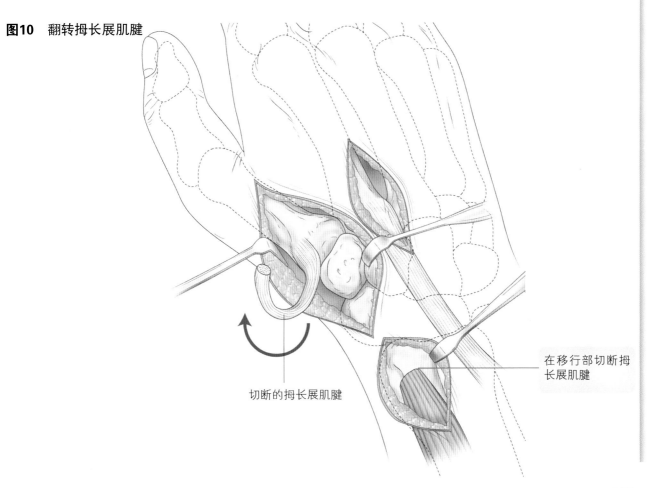

切断的拇长展肌腱

在移行部切断拇长展肌腱

图11 于第1掌骨处制作骨孔

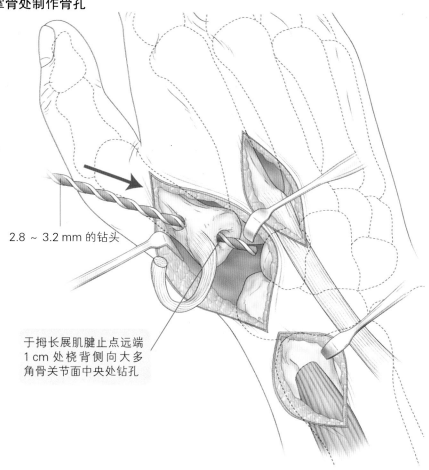

2.8 ~ 3.2 mm 的钻头

于拇长展肌腱止点远端
1 cm 处桡背侧向大多
角骨关节面中央处钻孔

图12 拇长展肌腱穿过第1掌骨骨孔

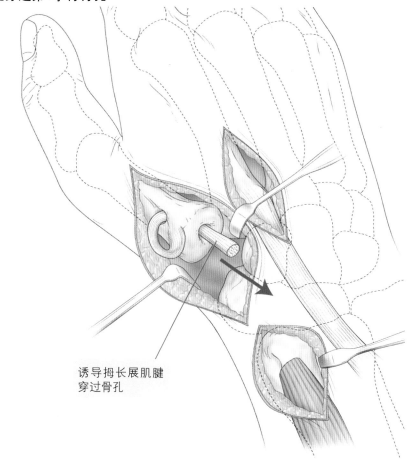

诱导拇长展肌腱
穿过骨孔

图13 制作通过第2掌骨的骨孔

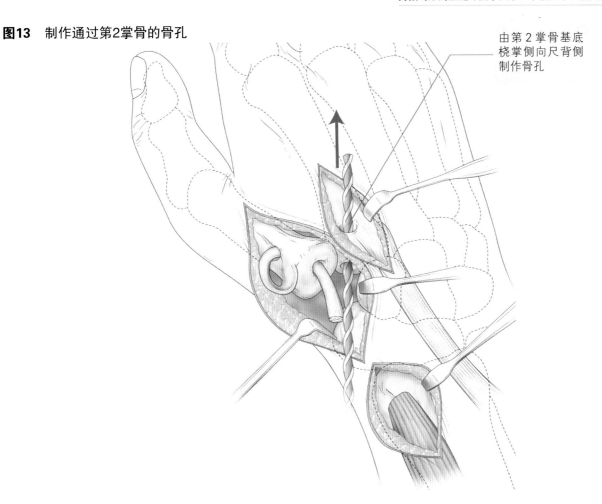

由第 2 掌骨基底
桡掌侧向尺背侧
制作骨孔

图14 拇长展肌腱穿过第2掌骨基底部的骨孔

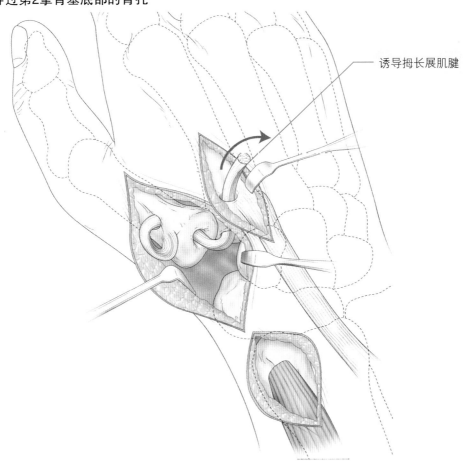

诱导拇长展肌腱

图15 第1掌骨悬吊

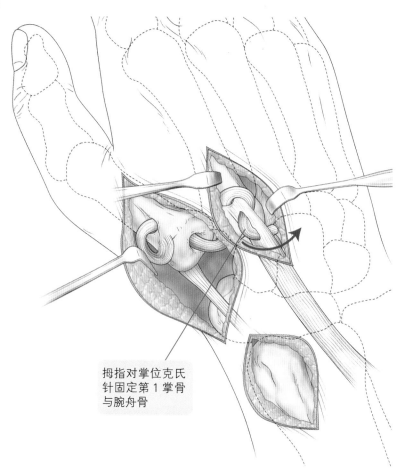

拇指对掌位克氏针固定第 1 掌骨与腕舟骨

图16 编织缝合

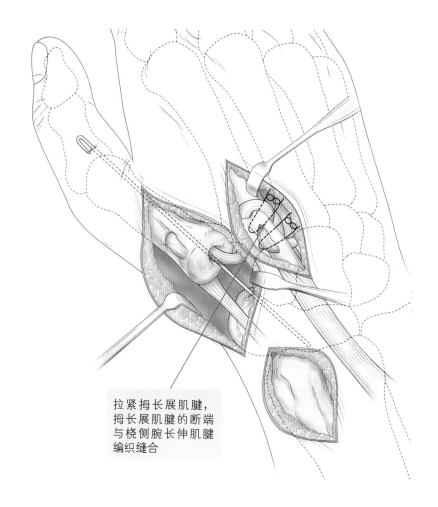

拉紧拇长展肌腱，拇长展肌腱的断端与桡侧腕长伸肌腱编织缝合

手术技巧及注意事项

如果损伤桡神经浅支，会因为神经的刺激症状导致握力及对指肌力下降。术中应用牵引条牵引保护。

制作骨孔时，钻头的直径要根据骨的大小选择。把细钢丝对折后，钢丝的"U"形端由远端骨孔插入，拇长展肌腱的远端用尼龙线结扎并留较长的线尾端，尾端线通过钢丝的"U"形端，牵引钢丝；使线尾端通过骨孔，再牵引尾线，可引出拇长展肌腱。

拇长展肌腱接触第1、第2掌骨处尽量光滑，可避免拇长展肌腱的断裂。拇长展肌腱与桡侧腕短伸肌腱缝合时尽量张力大些。

康复治疗

◆ 掌指关节滑膜切除 + 拇长伸肌腱复位

背伸位石膏固定掌指关节及指间关节，术后数日后可间断拆除石膏进行指间关节的功能锻炼。术后4周取出克氏针，再进行2周的支具固定。术后6周开始主动功能锻炼。在不锻炼时，掌指关节背伸位支具固定2～4周。

◆ 指间关节融合术

术后石膏固定指间及掌指关节4周。然后仅对指间关节使用支具固定4周。尽管对克氏针进行皮下埋入，在对指时还会引起疼痛，所以骨愈合后，应立即取出克氏针。已经弯曲的1.0 mm克氏针的取出不会发生问题。

◆ 腕掌关节悬吊术

术后拇指"人"字石膏固定4周，允许拇指的指间关节及其他指的关节活动。术后4周取出克氏针进行康复锻炼的同时，再使用支具固定4周。

● 文献

[1] Feldon P, Terrono A L, et al.Rheumatoid arthritis and other connective tissue diseases. Green's Operative Hand Surgery 5th edition, Elsevier Churchill Livingstone, 2005, 2123–2136.

[2] Terrono A L.The rheumatoid thumb. J Am Soc Surg Hand, 2001, 1：81–92.

[3] 石川 肇.母指 Swanson implant 手術.第6回リウマチ手の外科研究会—記録集—，リウマチ手の外科研究会，2006, 25–35.

[4] 政田和洋.母指関節固定術.第6回リウマチ手の外科研究会—記録集—，リウマチ手の外科研究会，2006, 37–45.

[5] Thompson J S.Suspensionplasty. J Ortop Surg Tech,1989, 4：1–13.

[6] 政田和洋，橋本英雄，ほか.リウマチ母指に対する指関節固定術.臨整外，1999, 34：1001–1004.

[7] 橋本英雄，政田和洋，ほか.関節リウマチの母指に対する Thompson 法.臨整外，2002, 37：1119–1124.

[8] 松下和彦，吉田典之，ほか.母指 CM 関節症.関節外科,2003，22：855–859.

手类风湿关节的重建

人工掌指关节

大连医科大学附属第一医院　**吕德成　曲巍　译**

政田整形外科、风湿科院长　**政田和洋**

手术方法

1 切口

Swanson 硅胶假体采用掌骨颈部横切口 (**图1**) 植入。

2 腱间联合的切断

钝性剥离皮下组织，对示中指间、中环指间、环小指间的伸肌腱腱联合和小指外展肌腱进行切断（**图2**）。

手术技巧及注意事项

RA患者在握拳时，第4、第5掌骨在腕掌关节屈曲时会因腱联合的存在导致尺偏加重，所以必须切断腱间联合。

图1 切口

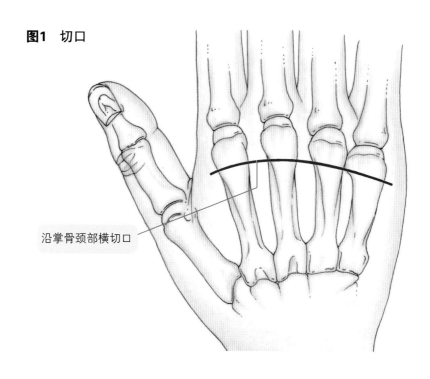

沿掌骨颈部横切口

图2 切断腱间联合

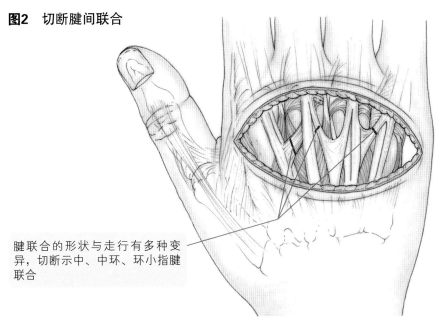

切断小指外展
肌腱

腱联合的形状与走行有多种变
异，切断示中、中环、环小指腱
联合

图3 切断侧束

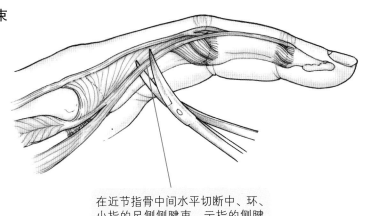

在近节指骨中间水平切断中、环、
小指的尺侧侧腱束。示指的侧腱
束不做切断，不然会引起近节指
间关节的背伸力减弱

3 关节的显露

纵向切开示、中、环、小指尺侧指背腱膜，伸肌腱及指背腱膜自关节囊钝
性剥离后，纵向切开关节囊。

手术技巧及注意事项

因为RA患者存在尺侧偏移，所以指背的腱膜不要在桡侧切开，而应在尺侧
切开，然后进行桡侧指背腱膜的紧缩缝合。

4 侧束的切断

在近节指骨中央部切断中、环、小指尺侧侧腱束（**图3**）。

5 掌骨头的切除 难点

在侧副韧带的起始部切除掌骨头（**图4**）。

6 滑膜切除

用间盘钳进行滑膜切除（**图5**）。如果有屈曲挛缩，自掌骨附着处对掌板进行钝性剥离。

7 人工关节置换

掌骨的髓腔无骨松质，仅用髓腔锉确认髓腔的大小即可，近节指骨需要用髓腔钻及髓腔锉进行处理（**图6**）。近节指骨扩髓时，开窗部稍稍偏向背侧，不要破坏掌侧骨皮质。完成以上操作后，插入试模决定人工关节的大小，确认截骨量。插入试模时必须能使掌指关节在没有阻力的情况下背伸30°。如果过伸不充分，需要重新进行截骨。

8 侧副韧带的修补

在掌骨的桡背侧及尺背侧分别用克氏针钻孔，用3-0不可吸收线进行修补（**图7**）。

图4 掌骨头的切除

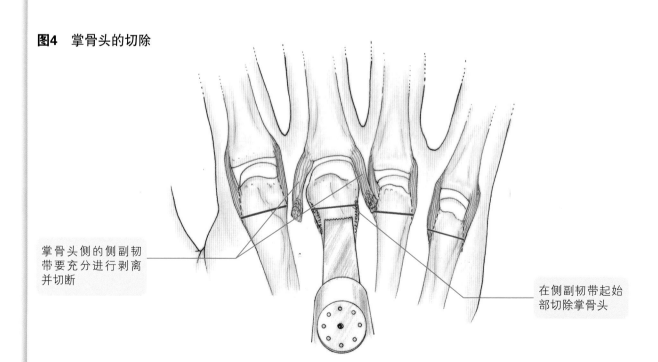

掌骨头侧的侧副韧带要充分进行剥离并切断

在侧副韧带起始部切除掌骨头

图5 滑膜切除

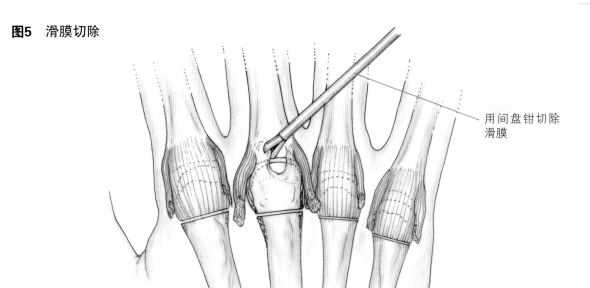

用间盘钳切除滑膜

图6 近节指骨扩髓

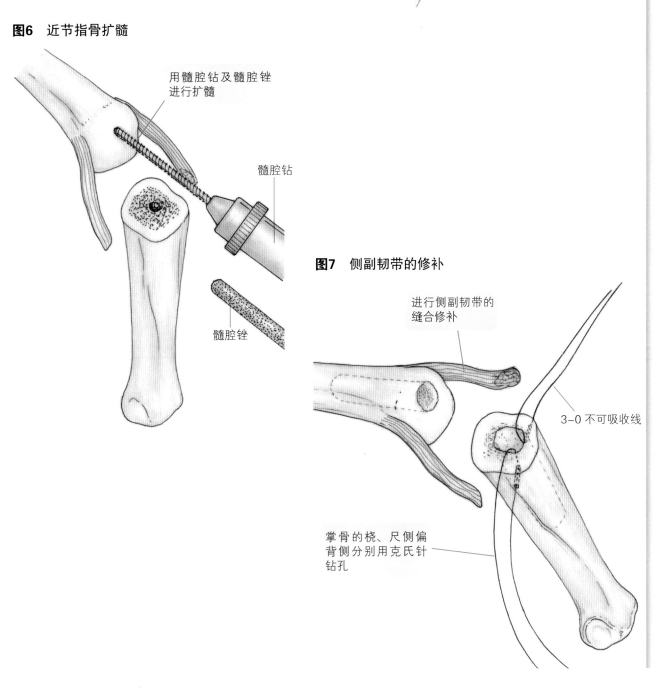

用髓腔钻及髓腔锉进行扩髓

髓腔钻

髓腔锉

图7 侧副韧带的修补

进行侧副韧带的缝合修补

3-0 不可吸收线

掌骨的桡、尺侧偏背侧分别用克氏针钻孔

近节指骨的假体用骨水泥进行固定（**图8**）。骨水泥凝固后用神经剥离子滑动假体柄确认近端假体在髓腔内。掌骨假体同样用骨水泥固定。骨水泥凝固后，对合假体，再次确认关节的可动范围。

手术技巧及注意事项

注入骨水泥时使用10 mL的注射器。

图8 假体的固定

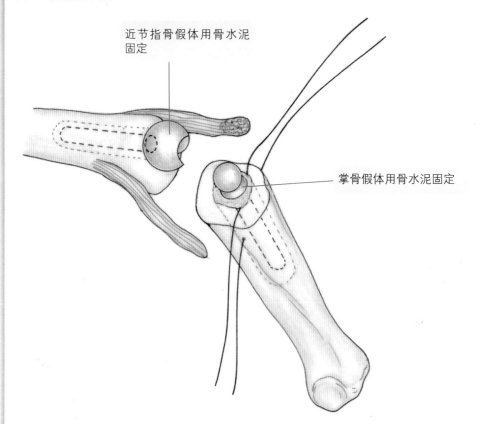

近节指骨假体用骨水泥固定

掌骨假体用骨水泥固定

图9 软组织修复

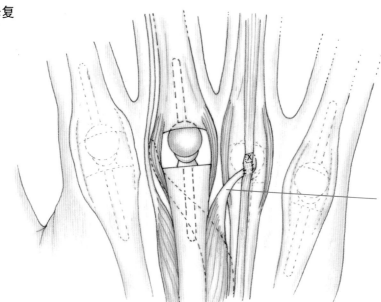

尺侧切断的侧束缝合至邻指的伸肌腱

10 关节囊与软组织的修复

在掌骨桡、尺侧分别钻孔，用不可吸收线缝合向掌侧移位的侧副韧带。示、中、环指尺侧切断的侧束缝合至邻指的伸肌腱（**图9**）。

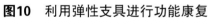

手术技巧及注意事项

鹅颈畸形比较严重时，如果向伸肌腱进行移位术会加重鹅颈畸形，所以应向桡侧副韧带移位。

皮肤缝合后，留置引流条，包扎后需要进行石膏固定。

康复治疗

术后第二日拔出引流条，术后第三日起使用动力支具进行患肢主动屈曲运动（**图10**）。

图10 利用弹性支具进行功能康复

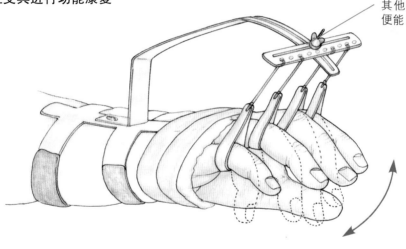

支具除了支柱部分以外，其他部分需要有弹性，以便能自由地进行屈指运动

手类风湿关节的重建

掌指关节成形、鹅颈畸形的重建

沈阳医学院附属奉天医院　**王彦生　译**

大连医科大学附属第一医院　**曲巍　译**

大阪工伤医院骨科主任医师　**惠木　丈**

大阪市立综合医疗中心骨科部长　**香月宪一**

疾病特点

　　鹅颈畸形的特点是近节指间关节呈现过伸畸形，而远节指间关节呈现屈曲畸形。在 RA 患者中，多数也合并掌指关节的屈曲畸形。单一因素较难发生鹅颈畸形，畸形的发生往往是由三种主要因素混合存在所导致。

◆ 外在肌型

　　指总伸肌腱张力过大，导致近节指间关节过伸，出现鹅颈畸形。导致指总伸肌腱过紧的原因是掌指关节或腕关节掌侧脱位，出现屈曲畸形。

◆ 内在肌型

　　由于内在肌张力过大，近节指间关节过伸，导致鹅颈畸形出现。内在肌张力过高的原因是骨间肌的挛缩。通常，尺侧出现短缩导致指骨的尺侧偏移。

◆ 关节型

　　近节指间关节滑膜炎及屈肌腱鞘滑膜炎，导致近节指间关节的稳定装置掌板及 spiral oblique 韧带松弛，近节指间关节不稳定导致过伸，产生鹅颈畸形。

手术适应证

　　根据关节是否有破坏及被动活动度，可将鹅颈畸形分为三种类型。三种类型均可进行手术治疗，Ⅰ、Ⅱ型也可佩戴支具保守治疗。

◆ Ⅰ型：关节挛缩（－），关节破坏（－）

　　近节指间关节的被动活动无受限，X 线检查也无关节的破坏。关节型的手术治疗方法：切断一侧的侧束，远侧断端缝合至 A2 屈肌腱鞘，屈指浅肌腱行肌腱固定术，用锚钉缝合固定至掌骨或用 Littler 法进行缝合。近节指间关节掌侧皮肤有时需要部分切除后紧缩缝合。

　　如果合并掌指关节掌侧半脱位及指骨尺侧偏移的情况，鹅颈畸形的主要原因在掌指关节，考虑为外在肌型或内在肌型。所以治疗不是针对近节指间关节，而是以解决掌指关节的问题为主。如果掌指关节没有被破坏，用软组织进行关节成形术；如果有关节破坏需要进行人工关节置换术。笔者原则上所有的患者均进行内在肌尺侧腱束的切断，而不进行切断腱束的交叉移位术，有报道交叉移位无效。

◇ II 型：关节轻度挛缩（＋），关节破坏（－）

该型有被动活动的受限。伸肌腱有粘连，需要进行肌腱的粘连松解及关节挛缩松解术。解除挛缩后分型变为 I 型，以后按 I 型处理即可。

◇ III 型：关节挛缩（＋），关节破坏（＋或－）

该型出现关节纤维性或骨性强直。所以除上述方法外，需要进行近节指间关节面的重建。根据病例的不同可行人工关节置换术（表面型硅胶假体）或关节融合术。融合术要在功能位进行融合。可选用 Acutrak 微螺钉进行固定。

术前再确认

◆ 手术术式再确认

术前认真检查确定鹅颈畸形的原因所在，根据分型的不同，处理近节指间或掌指关节的手术是不同的。如果病因在掌指关节，除没有关节破坏的年轻患者外，可选择既稳定又可动的 pro design 人工掌指关节置换术。

针对 III 型患者的近节指间关节，要根据患者的希望、骨的形态及大小选择手术方案。原则上选择可活动的人工近节指间关节，即使失败，二期也可进行关节融合翻修。如果无法选择人工关节置换术，尺侧二指考虑满足握持功能进行屈曲位（屈 40° ～ 60°）融合，桡侧二指考虑满足对掌功能进行伸直位融合（屈 10° ～ 20°）。

◆ RA 控制的再确认

术前需要用抗类风湿药物对 RA 进行充分控制。如果控制得不好，术后可导致假体松动及活动范围减少。对于使用抗 TNF-α 的患者，要考虑感染的风险，术前是否需要停药，尚存争议。笔者在术前会让患者停药一段时间。使用激素的患者术前无须停药。

◆ 手术器械再确认

因属于精细手术，术前要准备 Stevens 等手外科专用手术器械，如专用手术刀具、滑膜切除用小咬骨钳或间盘钳、宽 3 ～ 8 mm 的骨刀、微型摆锯等。

典型病例图像

【病例】 术前

55 岁，女性。左手示指至小指鹅颈畸形。

ⓐ大体像。

ⓑX 线片：示、中指掌指关节骨破坏，掌侧半脱位。中指近节指间关节轻度破坏。环、小指掌指关节无骨破坏及半脱位，但是近节指间有严重的关节破坏。示、中指是内在肌型，环、小指是关节型。

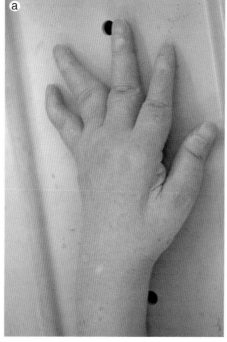
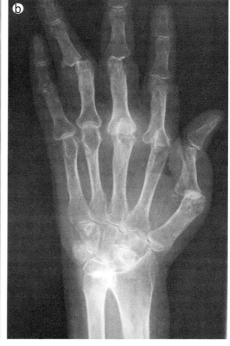

手术方法

1 掌指关节背侧入路

根据手术关节数的不同，选择不同的切口。但考虑到将来可能发生的感染、假体松动再置换，原则上选择各关节相对应的切口（**图1** ①）。然而，四个关节同时置换的情况，一般选择横切口（**图1** ②），或第 2、第 4 指间的纵切口（**图1** ③）。

当伸肌腱或矢状束（sagittal band）等伸肌装置从关节囊分离后，切断尺侧的矢状束，把伸肌腱拉向桡侧（**图2**）。同时切断腱间联合。RA 患者多数合并伸肌腱的尺侧半脱位，切断腱间联合可能使伸肌腱复位。

正中纵切关节囊至关节，充分切除侧副韧带附着部及掌板周围滑膜，分清软组织的界限。

图1 切口

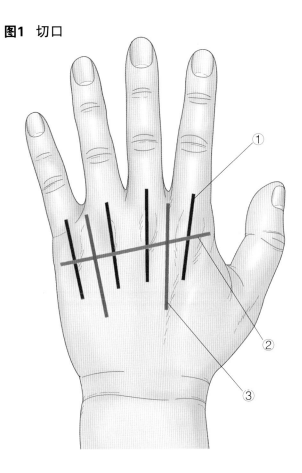

图2 伸肌腱的剥离

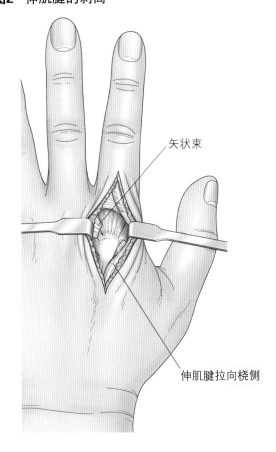

矢状束

伸肌腱拉向桡侧

2 掌骨截骨和侧副韧带的处理

首先确认两侧的侧副韧带，在韧带附着部的远端与掌骨纵轴垂直方向，使用微型摆锯截骨。对于呈现掌侧半脱位的患者，术后由于腕掌关节的复位，会导致肌腱的张力增加，所以尽可能要多截些骨。

桡侧副韧带常常因为过于松弛，导致掌骨头的脱出，所以要调整关节软组织的张力平衡。自掌骨剥离桡侧副韧带，人工关节置换完成后再进行修复。用克氏针在掌骨钻孔以备韧带修复用（**图3**）。即使没有韧带的松弛，为了充分显露关节，也同样需要切断并剥离桡侧副韧带。

掌骨髓腔充满了脂肪，所以仅用髓腔锉按术前计划扩髓即可。假体的大小依据近节指骨的尺寸决定，不要用过大型号的髓腔锉扩髓。

3 近节指骨截骨 难点

往往是掌骨端的关节面破坏相对较严重。关节破坏较轻的患者，垂直于掌骨的纵轴，注意保护侧副韧带，距关节面 1 ~ 2 mm 截骨。如果关节破坏较重，可不要进行先前的截骨操作，在透视下髓腔内直接插入指骨克氏针。进针点和进针方向非常重要，所以一定要在透视下操作。然后在导针的引导下扩髓，注意保护软组织。髓腔锉从 1 号起锉磨髓腔，尽量锉磨至较大的尺寸。如果不能顺利地锉磨髓腔，需要用磨钻、骨刀等工具去除突出的骨质。

图3 掌骨头切除

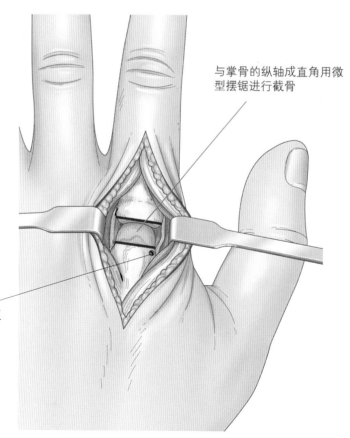

与掌骨的纵轴成直角用微型摆锯进行截骨

桡侧副韧带修复用的骨孔

146

4 试模与假体的植入 难点

插入试模，被动活动掌指关节确认关节的屈伸、内收、外展的活动度。同时确认近节指间关节的活动度及有无内在肌的张力过高。笔者经验是不管内在肌的张力是否过高，均进行尺侧内在肌腱束的切断（**图4**）。

如果没有任何问题，就开始进行假体植入的操作（**图5**）。髓内及关节内充分冲洗干净，用纱布擦干。使用髓腔锉把人工骨（β–TCP 颗粒）填充至髓腔的远端，起到骨水泥塞的作用。然后，用 10 mL 注射器向髓腔内注入骨水泥。

如果是保留两侧的侧副韧带，假体的远、近端组装好后，掌指关节最大屈曲状态下，植入假体。然后，伸直位等待骨水泥硬化。切断侧副韧带的情况，先植入掌骨假体，接着植入近节指骨假体，然后进行假体的组合。术中注意清除掌骨开窗部及掌侧的骨水泥，注意假体的力线及旋转轴线，避免屈掌指关节时出现交叉指。

图5 假体植入

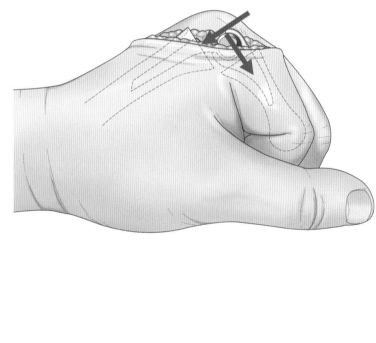

图4 尺侧内在肌腱束的切断

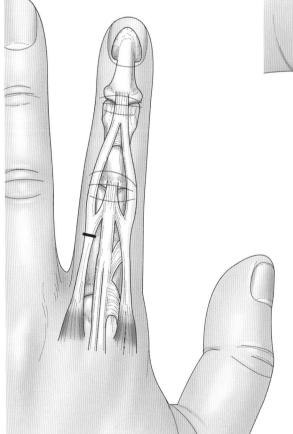

5 软组织的处理

如果进行了桡侧副韧带的切断，在掌骨钻好的骨孔处穿过 3-0 不可吸收线，注意调整软组织张力的平衡，修复侧副韧带。关节囊用 4-0 可吸收线缝合。内在肌的尺侧束用前述的方法处理。

此刻，如果伸肌腱还在中央的位置，可正常关闭切口。如果还在尺侧的位置，切断桡侧的 sagittal band，紧缩缝合使伸肌腱处于中央的位置（**图6**）。

6 近节指间关节入路

鹅颈畸形需要行掌板紧缩缝合时，可用 Brunner 入路从掌侧进入。但笔者喜欢使用能充分显露关节并进行关节内操作的背侧入路。方法：以近节指间关节为中心，背侧弧形切开，保留中央腱的背侧止点，距止点 1 ~ 2 cm 处切断，向远端翻转（**图7**）。然后可显露近节指间关节，进行滑膜切除。确定侧束，进行肌腱剥离等操作。

图6 伸肌腱的中央化

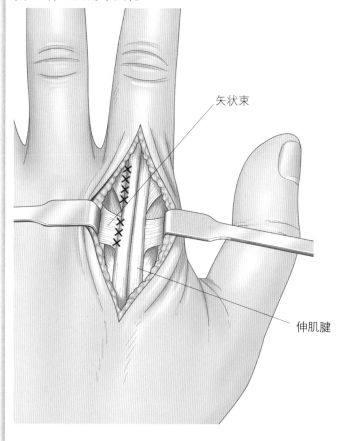

矢状束

伸肌腱

图7 伸肌腱的翻转

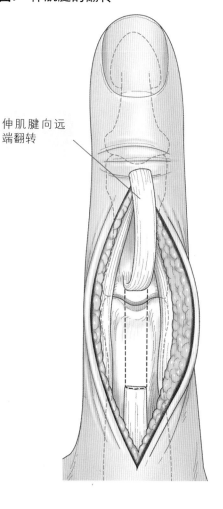

伸肌腱向远端翻转

7 关节面操作

如果侧副韧带功能正常，可选择表面假体置换。应注意不要选择过大型号的假体。如果侧副韧带功能不全，需要选择人工硅胶假体植入，术后外固定时间需要 4～6 周。

8 Littler 法

在近节指骨中央水平切断一侧的侧束。侧束的远端穿过 Cleland 韧带的深层，缝合至 A2 腱鞘，张力调整在能维持近节指间关节屈曲 10° 左右（**图8**）。

图8 Littler 法

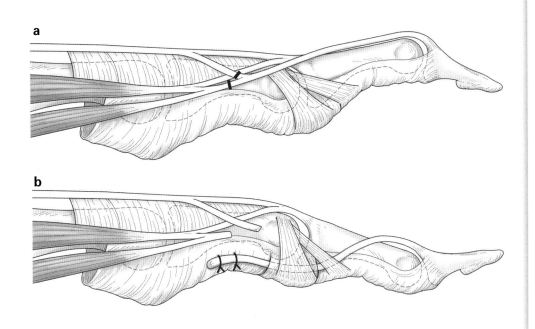

a

b

典型病例图像

【病例】 术后

ⓐ大体像。
ⓑ X 线片：示、中指掌指关节行人工关节置换术（pro design），环、小指近节指间关节行硅胶假体置换术（Avanta 法）与 Littler 法并用。

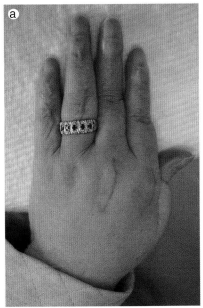

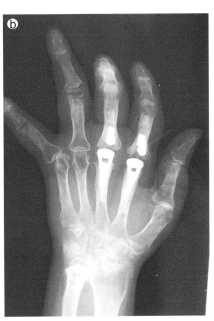

术后并发症及处理

◆ 关节挛缩

术后可因肿胀影响功能锻炼，导致关节挛缩的发生。应鼓励患者多进行主动活动，抬高患肢，同时必须使用弹性支具。如果术前长时间处于畸形状态，部分患者掌指关节不能完全伸直。

康复治疗

术后 48 小时内拔去引流物。掌指关节术后第三日起可使用弹性支具，开始主动的功能锻炼。因屈曲的康复相对较容易，所以优先设定掌指关节在 0° 伸直位，使用弹性支具进行锻炼。术后持续使用 2 ~ 3 个月。对近节指间关节屈曲约 10°用铝板进行固定后，开始主动康复锻炼 。对远节指间关节背伸 0° 位用支具固定数周。所有的康复锻炼，都需要在手外科医生的指导下进行。

● 文献

［1］Zancolli E.Structural and Dynamic Base of Hand Surgery 2nd edition. JB Lippincott Company, Philadelphia, 1979, 64-79.

［2］南川義隆 , 小川亮恵 , ほか . 慢性関節リウマチの手 . 骨・関節・靱帯 , 1995, 8：605-611.

［3］Pereira J A, Belcher H J.A comparison of metacarpophalangeal joint silastic arthroplasty with or without crossed intrinsic transfer. J Hand Surg, 2001, 26-B：229-234.

［4］Ruyssen-Witrand A, Gossec L, et al.Complication rates of 127 surgical procedures performed in rheumatoid patients receiving tumor necrosis factor alpha blockers. Clin Exp Rheumatol, 2007, 25：430-436.

［5］den Broeder A A, Creemers M C, et al.Risk factors for surgical site infections and other complications in elective surgery in patients with rheumatoid arthritis with special attention for anti-tumor necrosis factor：a large retrospective study. J Rheumatol, 2007, 34：689-695.

［6］Jain A, Witbreuk M, et al：Influence of steroids and methotrexate on wound complications after elective rheumatoid hand and wrist surgery. J Hand Surg, 2002, 27-A：449-455.

［7］惠木　丈 , 香月憲一 , ほか . リウマチ手に対する Pro Design 人工指 MP 関節置換術の臨床成績 . 日整会誌 , 2008, 82：S512.

手类风湿关节的重建

近节指间人工关节置换术

大连医科大学附属第一医院　**曲巍**　译

东京手外科、运动医学研究所、高月整形外科新桥诊所　**南川义隆**

手术特点

　　无骨水泥表面置换型人工指关节是呈螺丝状构造的臼杵关节。有锁定螺钉使关节的脚部能开大，通过脚与髓腔内表面的压力达到无骨水泥的稳定固定（**图1、图2**）。截骨时保留的侧副韧带，可通过调整螺钉的位置可调节侧副韧带的张力。入路有背侧和掌侧两种。背侧入路手术操作相对比较容易。掌侧入路由于术中不显露伸肌腱，所以术后可早期进行康复锻炼。

图1　人工指关节

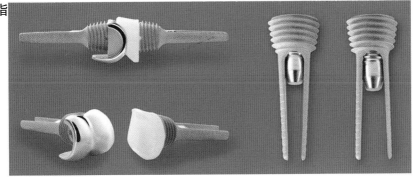

图2　X线片

a. 正位片

b. 侧位片

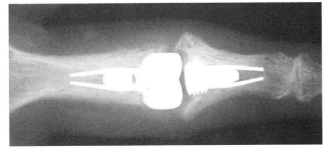
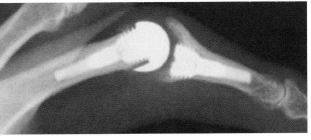

手术方法

1 入路

◆ 背侧入路

纽扣指或屈曲挛缩较严重的患者，需要进行伸肌腱的重建，建议选择背侧入路。方法：背侧纵切口显露背伸结构（**图3a**），中央腱附着部近端"V"形切开，向远端瓣状掀起，显露近节指骨的背侧（**图4a**）。屈曲近节指间关节，可充分露出中节指骨的近端关节面。人工关节植入后，可根据术前关节背伸受限的程度，调整"V"形切开的中央腱束的张力后进行缝合（**图4b**）。Chamay 入路（**图**

图3 背侧入路切口

a. 通常的切口

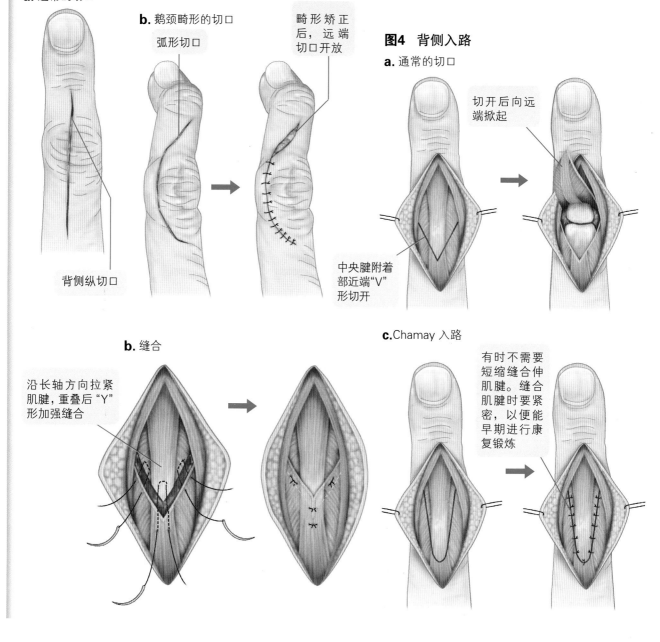

b. 鹅颈畸形的切口

弧形切口

畸形矫正后，远端切口开放

背侧纵切口

图4 背侧入路

a. 通常的切口

切开后向远端掀起

中央腱附着部近端"V"形切开

b. 缝合

沿长轴方向拉紧肌腱，重叠后"Y"形加强缝合

c. Chamay 入路

有时不需要短缩缝合伸肌腱。缝合肌腱时要紧密，以便能早期进行康复锻炼

4c）几乎与上述入路相同，但不需要行伸肌腱的短缩缝合。上述两种方法均可以进行术后的早期功能锻炼。

鹅颈畸形如果近节指间关节过伸畸形较严重，须行背侧弧形切口。畸形矫正后，如果张力过高，不要勉强进行缝合，远端切口可部分开放（**图3b**）。切断中央腱束与侧束的联合，因中央腱束需要延长，需要向近端进行充分显露后，进行阶梯状切开（**图5**）。屈曲近节指间关节可显露关节面。人工关节植入后，近节指间关节屈曲 20° 左右，张力下缝合中央腱束。后期康复时，为防止近节指间关节背伸，需要进行背伸限制。

图5 鹅颈畸形的手术入路

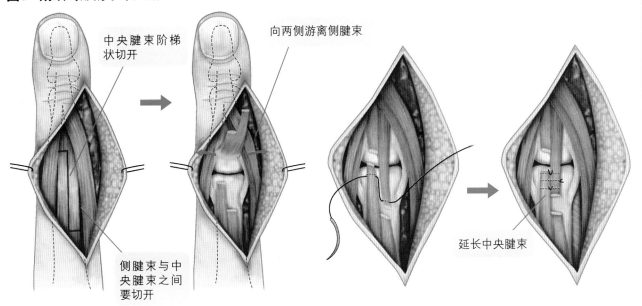

中央腱束阶梯
状切开

向两侧游离侧腱束

侧腱束与中
央腱束之间
要切开

延长中央腱束

◆ 掌侧入路

如果不需要进行近节指间关节及伸肌腱的重建，可用掌侧入路。掌侧 "Z" 形切开（**图6**），A3 腱鞘及掌板背侧的侧副韧带需要切断，掌板也从中节指骨附着部切断。向远、近端分别进行骨膜下剥离，显露近节指间关节的掌侧面（**图7a、b**）。把侧副韧带从掌侧关节面剥离后，可进行近节指间关节脱位，如果脱位困难，可先进行指骨头的部分切除（**图7c**）。人工关节的植入方法同背侧，与

图6 掌侧入路

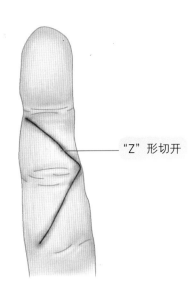

"Z" 形切开

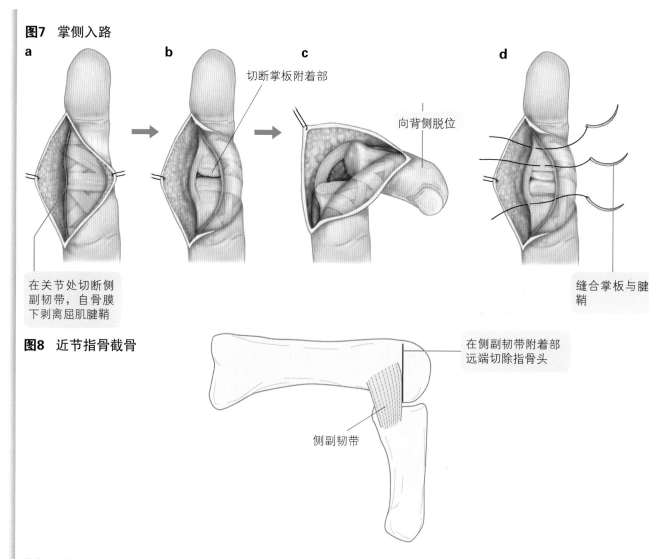

图7 掌侧入路

a　　　　　b　　　　　c　　　　　d

切断掌板附着部

向背侧脱位

在关节处切断侧副韧带，自骨膜下剥离屈肌腱鞘

缝合掌板与腱鞘

图8 近节指骨截骨

在侧副韧带附着部远端切除指骨头

侧副韧带

背侧入路相比视野略狭窄，扩髓时要注意。关节植入后，尽可能利用软组织及骨膜对掌板进行牢固的缝合（**图7d**）。术后早期行主动功能锻炼，但要注意避免近节指间关节过伸。

2 近节指骨的操作

　　近节指骨侧副韧带附着部的远端进行截骨（**图8**）。髓腔锉依次进行扩髓，近节指骨髓腔前后径较窄，扩髓时锉到背侧骨皮质时要停止扩髓。一般髓腔锉扩髓到标记线的位置，扩髓的深度以刚好能拧入 joint anchor 为好。另外，根据关节破坏程度，扩髓可有所不同，一般扩髓深度到截骨面以下 1 ~ 2 mm（**图9a ~ c**）。因骨性关节炎或外伤导致髓腔狭窄，用髓腔锉无法顺利扩髓时，可在 X 线透视下，用钻头进行电动扩髓（**图9d**）。

　　确定好假体的尺寸后，拧入近端假体至截骨面下 1 ~ 2 mm，需要确认"T"形扳手的手柄与近节指间关节屈伸方向一致或垂直。旋转"T"形扳手，可使已进入髓腔的脚部开大（**图10a**）。即使是临时试模，如果不拧入锁定螺钉，也无法植入指骨头假体。安装指骨头试模时，要发现并切除掌背侧多处的骨质，但侧副韧带附着部要保留（**图10b**）。为使指骨头假体与髓腔内植入假体紧密结合，安装时要进行捶打（**图10c**）。指骨头试模安装好后要复位近节指间关节进行检查确认。根据临时复位后关节的张力，来确定远端臼安装的深度。然后取下头的试模，开始远端的操作。

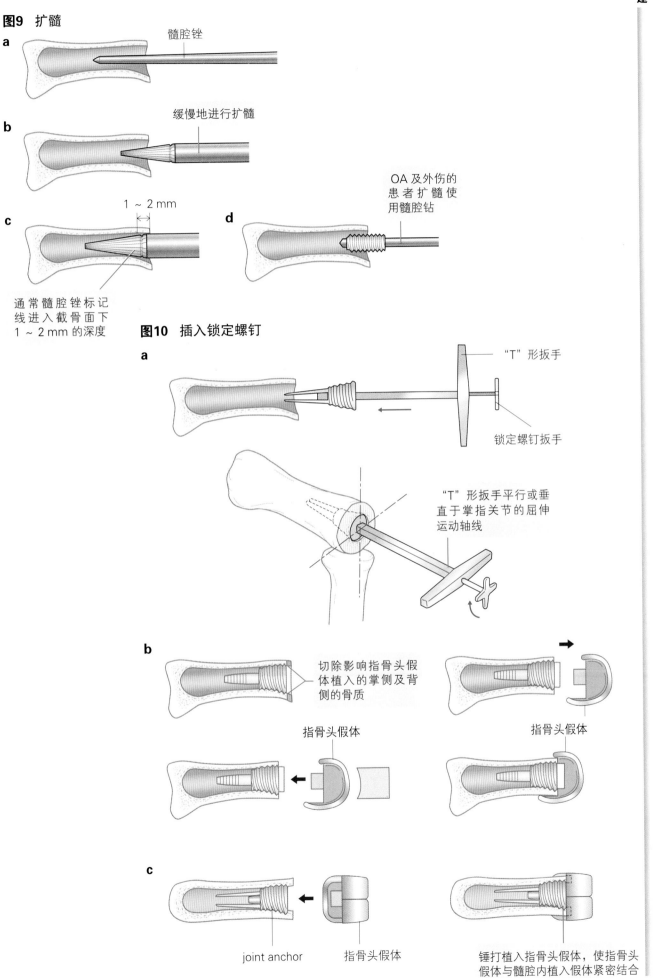

图9 扩髓

a
髓腔锉

b
缓慢地进行扩髓

c
1～2 mm

通常髓腔锉标记线进入截骨面下1～2 mm的深度

d
OA及外伤的患者扩髓使用髓腔钻

图10 插入锁定螺钉

a
"T"形扳手

锁定螺钉扳手

"T"形扳手平行或垂直于掌指关节的屈伸运动轴线

b
切除影响指骨头假体植入的掌侧及背侧的骨质

指骨头假体

指骨头假体

c
joint anchor　指骨头假体

锤打植入指骨头假体，使指骨头假体与髓腔内植入假体紧密结合

155

3 中节指骨的操作

中节指骨基底不进行截骨操作直接插入 joint anchor。如果因骨性关节炎导致骨面变硬，可先用穿刺导针进行开口，穿刺针的位置很重要，一定要位于髓腔的中央（**图11a**）。用球型磨钻处理关节面，并锉磨出准确的髓腔入口位置，术中使用 X 线确认非常重要（**图11b**）。

中节指骨近端髓腔相对比较宽，可以使用与近节指骨髓腔同样大小的 joint anchor，但是如果远端髓腔过窄，可以使用柱状钻开大髓腔，joint anchor 的脚部剪去 2 ～ 4 mm 后，再拧入髓腔（**图12**）。

joint anchor 在埋入骨面 1 mm 的位置，使用假体臼可使臼面与原关节面处于相同水平。临时复位近节指间关节时，如果关节过紧，就需要把 joint anchor 埋入 2 mm 的深度（**图13a**）。此时也要注意 "T" 形扳手所处的位置。用与臼内径

图11 中节指骨的操作

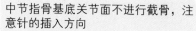
中节指骨基底关节面不进行截骨，注意针的插入方向

a
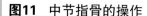
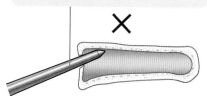

b
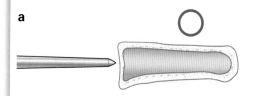
用球形磨钻处理关节面，显露髓腔

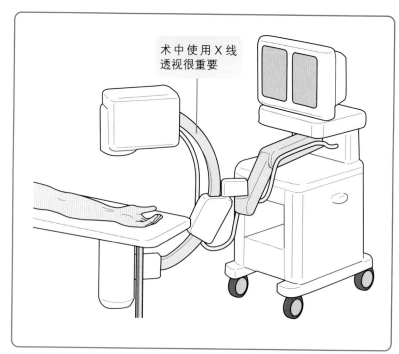
术中使用 X 线透视很重要

图12 向中节指骨插入 joint anchor

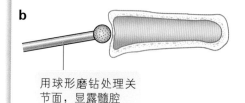
远端髓腔较窄

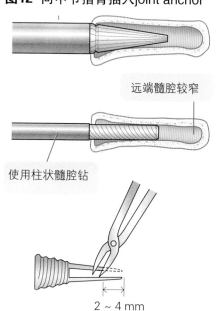
使用柱状髓腔钻

2 ～ 4 mm

图13 安装假体臼

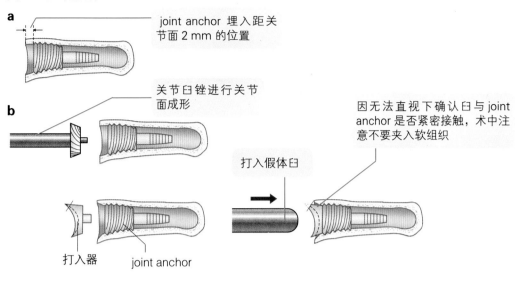

a

joint anchor 埋入距关
节面 2 mm 的位置

b

关节臼锉进行关节
面成形

因无法直视下确认臼与 joint
anchor 是否紧密接触，术中注
意不要夹入软组织

打入假体臼

打入器   joint anchor

一致的磨钻进行关节面的成型，然后用打入器打入试模臼（**图13b**）。与近节指
骨头不同，joint anchor 与臼是否紧密结合无法直视下确认，注意不要夹入软组织
或碎骨片。

4 复位与假体安装

按假体臼、指骨头试模的顺序进行复位测试。如果过紧把剪断的 joint anchor
向更深处埋入（旋转 90° 可调节 0.2 mm 侧副韧带的张力）。直视下确认关节可
顺畅活动 0° ~ 90° 后，安装真正的假体。此时，一定要用术中 X 线影像确认指
骨头的旋转力线。如果标准的前后位像可确认指骨头有旋转，实体上至少发生了
20° 以上的旋转，会影响术后关节的活动度。

手类风湿关节的重建

近节指间关节成形术、纽扣指的重建

大连医科大学附属第一医院　**曲巍　李阳　译**

财团法人甲南医院加古川医院诊疗部长
风湿胶原病中心　**中川夏子**

手术适应证

RA 所致近节指间关节炎如果持续进展，就会发生近节指间关节的肿胀，背侧的关节囊肿大，进而发生伸指结构的松弛，侧束向掌侧移位；结果导致在掌侧移位的侧束的作用下，近节指间关节发生屈曲，远节指间关节发生背伸，出现典型的纽扣指，有的病例甚至由于关节的破坏发生关节的不稳定。RA 患者近节指间关节成形术的手术适应证为纽扣指或伴有关节破坏的病例。本章讲述纽扣指的重建及关节成形术的方法。纽扣指使用了 Nalebuff & Zancolli 的分类方法。

◆ 纽扣指出现以前

对近节指间关节炎已经进行了数月的保守治疗（关节内激素注射等）无缓解的病例，如果继续保守治疗，可能出现关节的破坏进一步加重，应该在畸形出现前，早期进行手术。手术建议仅行滑膜切除术，该手术如早期进行，效果良好。

◆ 纽扣指 I 期（近节指间关节背伸 –15° 左右）

此期如果关节内激素注射及支具保守治疗无效，则需要进行手术治疗。一般进行滑膜切除加术后佩戴支具即可。也有追加行中央束紧缩缝合或中节指骨背侧伸肌腱止点切断术的方法。

◆ 纽扣指 II 期（近节指间关节背伸 –30° 以上）

此时可有日常生活活动的受限及外观问题的出现。需要手术治疗，行各种伸肌腱的重建术。

◆ 纽扣指 III 期（近节指间关节高度破坏、屈曲挛缩、陈旧性病例）

此期较 II 期症状进一步加重，有明确的功能障碍，需要手术治疗。可行伸肌腱重建术、关节融合术、人工关节置换术。

术前再确认

◆ 再确认手术的时期及患者对手术的理解

原则上全身系统抗类风湿治疗优先进行，如果下肢的关节也因类风湿预计手术，下肢的手术也应优先进行。如果矫正畸形是治疗的主要目的的话，特别是患者日常生活没有功能障碍的情况下，手术应谨慎。手术的目的要明确，手术的优缺点要充分对患者说明。术后的康复锻炼比手术本身更重要，需要在术前向患者说明。如果术后不能得到患者的配合，则禁忌手术。

◆ 麻醉、体位、手术器械的再确认

手术采取仰卧位，多指手术可用全身麻醉或神经阻滞，手术器械除手外科器械外，为使术中切除掌侧的滑膜比较方便，可备滑膜切除钳。

手术概要

1 切口

2 滑膜切除

3 伸肌腱的重建 难点

4 缝合

典型病例图像

【病例1】 术前

47岁，女性。
左手中指近节指间关节肿胀，纽扣指。X线检查显示有严重骨破坏。
ⓐX线片。
ⓑ外观。

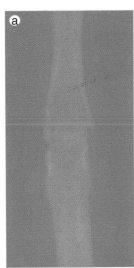

【病例2】 术前

35岁，女性。
左手中指近节指间关节轻度纽扣指，X线检查可见轻度骨质增生。
ⓐ正位片。
ⓑ侧位片。

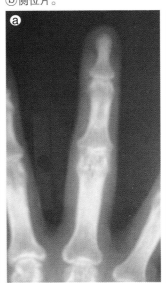
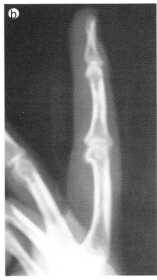

手术方法

1 切口

以近节指间关节背侧为中心正中切口或弧形切口均可（**图1**）。皮下网状静脉双极电凝认真止血后显露伸肌腱。

2 滑膜切除

因伸肌腱重建的方法不同，关节的显露方法有所不同。

◆ 在纽扣指出现以前，纽扣指I期

锐性切断侧束掌侧缘的横支持韧带（transverse retinacular ligament），向上方牵开侧束，进行滑膜切除（**图2**）。尽可能与关节囊一并切除。侧副韧带周围也充分确认，如有滑膜，尽可能切除干净。掌侧滑膜切除时，切断与侧副韧带连接的副侧副韧带并进行翻转（**图2b**）。清理干净近节指骨与掌板间增生的炎性滑膜。

图1 切口

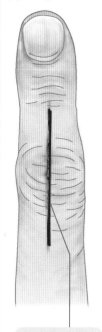
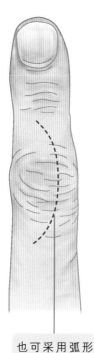

以近节指间关节背侧为中心的纵切口

也可采用弧形切口

图2 近节指间关节滑膜切除（纽扣指出现以前，I期）

a

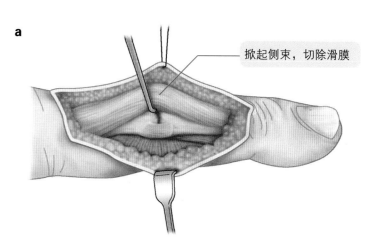

掀起侧束，切除滑膜

b

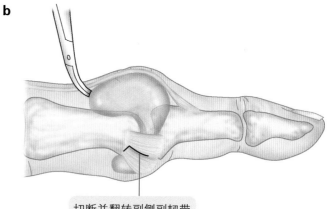

切断并翻转副侧副韧带进行掌侧滑膜的切除

160

◆ 纽扣指畸形 Ⅱ、Ⅲ 期

对于伸肌腱结构需要重建的患者，笔者科室目前使用"V–Y"法（Nicolle 的南川改良法）。在伸肌腱中央束附着部"V"形切开（**图3a**）。切断的肌腱向远端翻转，清理背侧的滑膜。然后屈曲近节指间关节，进行掌侧滑膜的切除（**图3b**）。此时使用尖端较细的滑膜切除钳进行滑膜切除较方便。如果滑膜清理得还不充分，可切断掌侧的副韧带进行滑膜清理。炎症的程度越重，伸肌腱的结构越菲薄。另外，Ⅲ 期已经出现骨破坏的患者，多数滑膜已经消失，所以已经不需要进行滑膜清理。有骨赘形成的患者需要行骨赘切除、关节成形术。另外，对于拟行人工关节置换、关节融合的患者，关节显露得越充分越好，也可纵向切开伸肌腱进行显露。

-3 伸肌腱的重建

◆ 纽扣指出现以前

伸肌腱结构不需要特殊的重建，切断的副侧副韧带、横支持韧带需要重新缝合。

◆ 纽扣指 Ⅰ 期

此期畸形程度较轻，多数患者不需要进行伸肌腱结构的重建，仅术后佩戴支具即可。如果需要进行重建术，建议行中央束的紧缩缝合术。该术式对纽扣指 Ⅱ 期的患者也适用。紧缩缝合术的方法是在中央束止点的稍近端，用 1 ~ 2 个水平的"U"形缝合即可（**图4**）。需要注意，如果紧缩缝合过紧，会产生屈曲受限；缝合过松，畸形矫正不充分。另外，也有行背侧中央束止点切断的报道，该手术是在局部麻醉下，让患者主动屈曲远节指间关节的同时，调整中央束止点的切断范围。

图3 伸肌腱重建"V–Y"法（纽扣指畸形 Ⅱ、Ⅲ 期）

a   b

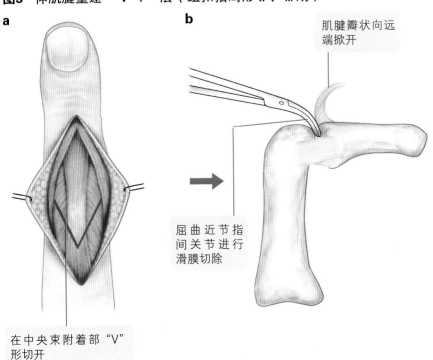

肌腱瓣状向远端掀开

屈曲近节指间关节进行滑膜切除

在中央束附着部"V"形切开

图4 伸肌腱重建、中央束紧缩缝合

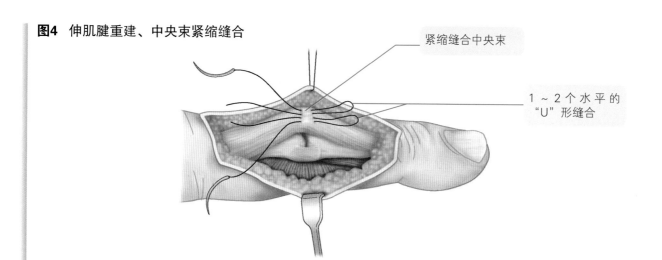

紧缩缝合中央束

1～2个水平的
"U"形缝合

图5 伸肌腱重建"V-Y"法（纽扣指Ⅱ、Ⅲ期）

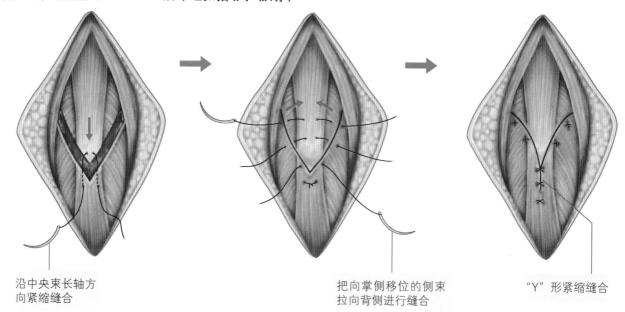

沿中央束长轴方
向紧缩缝合

把向掌侧移位的侧束
拉向背侧进行缝合

"Y"形紧缩缝合

◆ 纽扣指Ⅱ期

滑膜切除的同时，伸肌腱"V"形切开的患者，中央束沿长轴方向紧缩缝合的同时，把向掌侧移位的侧束向背侧紧缩缝合（**图5**）。行"Y"形紧缩缝合时，被动活动关节，确认缝合部的状况。在Ⅰ期阐述的中央束的缝合方法，Ⅱ期也可使用。其他还有Matev法，这种方法切开时需要从远节指间关节显露到近节指间关节，不需要进行关节的显露。两侧的侧束，一侧在远节指间关节水平切断，另一侧在中节指骨的中央处切断。近端较短的侧束用于中央束的加强缝合，近端较长的一侧侧束用于与对侧的侧束交叉缝合（**图6**）。确认近节指间关节是否能完全伸直。

◆ 纽扣指Ⅲ期

根据关节破坏程度的不同，手术的方法不同。如关节破坏较轻，在Ⅱ期所述"V-Y"法可以使用。伴有关节高度挛缩的患者，追加侧束的阶梯状切断，可较容易对畸形进行矫正。如果关节破坏较严重，可行关节融合术或人工关节置换术。关节融合术需要切除

图6 伸肌腱重建 Matev法（纽扣指Ⅱ期）

（插图简略化）

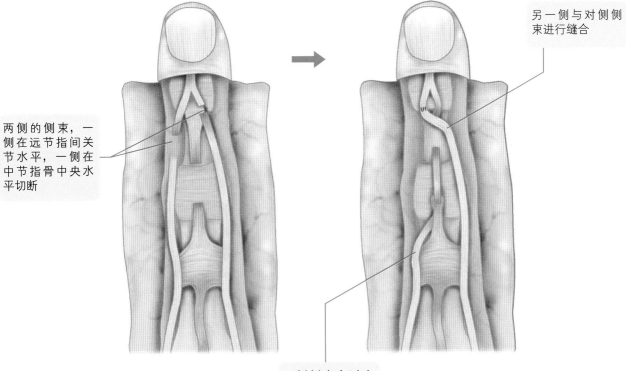

另一侧与对侧侧束进行缝合

两侧的侧束，一侧在远节指间关节水平，一侧在中节指骨中央水平切断

一侧侧束穿过中央束，加强缝合中央腱束

图7 缝合

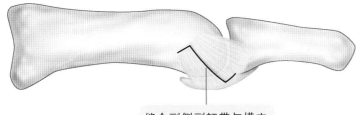

缝合副侧副韧带与横支持韧带。如果侧副韧带有切断，也要修复侧副韧带

关节面，对关节面进行成形，在功能位进行融合。固定使用克氏针或螺钉均可。人工关节置换术请参考其他章节。

4 缝合

　　显露时切断的副侧副韧带及横支持韧带需要缝合回原来的位置。如果术中进行了侧副韧带的切断，也需要对侧副韧带进行修复（**图7**）。皮下用可吸收线进行缝合，皮肤用细无损伤线或切口黏合胶带进行固定。

典型病例图像

【病例1】 术后

　"V-Y"法。术后关节肿胀消退，外形改善，活动度良好。X线无阳性所见。
ⓐ X线片。
ⓑⓒ外观像。

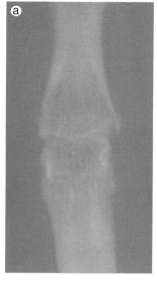
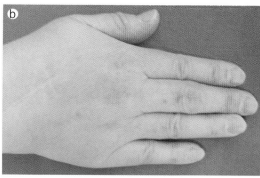
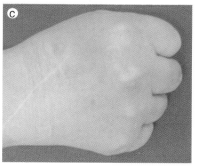

【病例2】 术后

　"V-Y"法及关节成形术后X线所示关节面改善，外观良好。
ⓐ 正位片。
ⓑ 侧位片。
ⓒ 外观像。

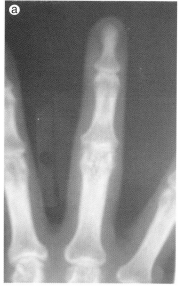
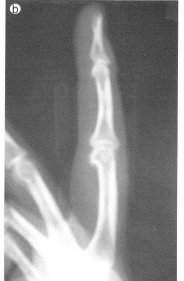
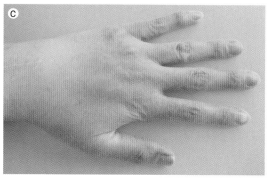

术后并发症及处理

术后进行石膏固定，抬高患肢，利于静脉回流。不要屈曲近节指间关节，维持伸直位进行固定。

康复治疗

术后第一日或第二日起佩戴支具开始康复锻炼。

◆ 纽扣指出现以前，纽扣指畸形 I 期

仅行滑膜切除的患者，基本不需要进行外固定，可早期进行关节活动度恢复的锻炼。然而，术前关节高度肿胀的患者，术后关节容易因肿胀导致关节屈曲挛缩，所以术后需要进行预防性的关节伸直位的固定。中央束进行紧缩缝合的患者也需要在伸直位进行固定，在康复师的指导下进行康复锻炼。术后 2 周起更换 Capener splint，继续康复锻炼 2 个月左右。

◆ 纽扣指 II 期

"V-Y" 法修复伸肌腱的患者，术后最少 3 周，在近节指间关节的掌侧进行伸直位固定。术后第二日起，可在康复师的指导下开始康复锻炼。术后 3 周起更换 Capener splint，白天佩戴约 6 周。康复锻炼时注意获得关节屈曲的同时不要丢失关节伸直的角度，需要患者与康复师配合，随时调整锻炼与固定方法。

◆ 纽扣指 III 期

如果用 "V-Y" 法进行伸肌腱的修复，用上述的方法进行康复。关节融合的患者，如果内固定可靠，可不用外固定，在无痛的范围内进行活动。

● 文献

[1] Nalebuff E A, Millender L H.Surgical treatment of the Boutonniere deformity in rheumatoid arthritis. Orthop Clin North Am, 1975, 6：753-763.

[2] 水関隆也.ボタン穴変形・スワンネック変形；手指の外科・修復，再建とリハビリテーション.新 OS NOW, No.22, メジカルビュー社, 2004, 136-141.

[3] 加藤博之，内山茂晴，ほか.RA による指ボタン穴変形の治癒.関節外科, 2008, 27：58-63.

[4] 龍 順之助.指関節・滑膜切除術.図説 関節リウマチの手術 基本手技の展開とポイント, メジカルビュー社, 2002, 88-98.

[5] Nicolle F V.The proximal interphalangeal joint. Surgery of the hand-a practical manual, A William Heinemann Medical Books Publication, 1979, 101-116.

[6] 南川義隆.リウマチ手指の治療.リウマチ, 2001, 41：968-979.

[7] Matev I.Transposition of the lateral slips of the aponeurosis in treatment of long-standing "Boutonniere deformity" of the fingers. Br J Plast Surg, 1964, 17：281-286.

[8] 西田圭一郎，藤原一夫，ほか.リウマチ手指障害.関節外科, 2003, 22：100-109.

手类风湿关节的重建

伸肌腱断裂

大连医科大学附属第一医院　**曲巍**　译

庆应义塾大学医学部骨科学讲师　**池上博泰**
石黑骨科院长　**石黑　隆**

手术适应证

因伸肌腱断裂，手指的掌指关节背伸受限，导致手持物空间不足是手术适应证。特别是环、小指等多指断裂及陈旧断裂的病例，是端侧缝合的最佳适应证。多数的病例由尺侧开始逐渐向桡侧发生断裂，累及的手指越多，治疗的难度越大，所以应尽早手术。

仅小指伸肌腱发生断裂，发生小指掌指关节的背伸不能；小指伸肌腱未发生断裂，但合并有尺骨头的半脱位，以及显著的伸肌腱滑膜炎的病例，是否行滑膜清理、尺骨头切除及伸肌功能重建，目前尚存争议。笔者认为 RA 为进行性疾病，只要合并有疼痛及旋转功能障碍，就应积极手术治疗。

术前再确认

◆ 诊断再确认
RA 患者如果发生掌指关节的背伸障碍，除了伸肌腱断裂的可能性以外，还需要考虑伸肌腱尺侧脱位导致背伸受限，肘关节滑膜炎导致桡神经深支的麻痹引起的功能受限的可能，所以需要谨慎进行查体。术前需要检查腕关节的屈伸及旋转功能，并与健侧对比。另外，陈旧伸肌腱断裂患者，可能存在掌指关节的屈曲挛缩，术前要充分检查，把握情况。

◆ 麻醉、体位再确认
全身麻醉下使用止血带进行手术。体位取仰卧位，肩关节外展90°（RA 合并肩关节活动受限的情况，摆体位时要下工夫进行变通）。

手术概要

1 切口与伸肌腱的显露

2 滑膜切除

3 背侧脱位尺骨头的处理

4 端侧缝合进行伸肌功能重建 难点

5 伸肌支持带和远端膜状组织的修复

6 用胶带保持减张位下的功能锻炼
（减张位早期运动）

典型病例图像

【病例】 术前

54 岁，女性。
ⓐ术前伸指、屈指，腕关节背侧肿胀明显。
ⓑ术前 X 线片。

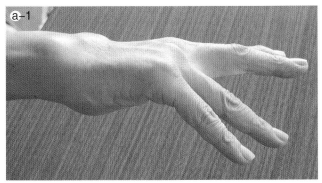

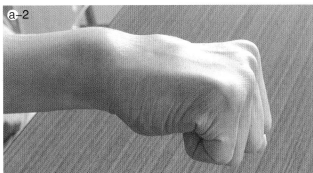

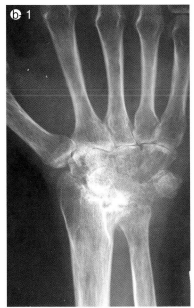

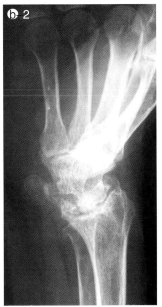

手术方法

1 切口与伸肌腱的显露

由小指掌指关节背侧近端 2～3 cm 向 Lister 结节方向，然后转向尺骨头背侧约 3～4 cm 处切开，切口呈 "V" 形（**图1**）。在伸肌支持带浅层分离皮下组织，注意保护尺神经背侧支（**图2**）。切断第 3、4 背侧间室的伸肌支持带，连同远端的膜状组织一并纵向切开。显露第 4 背侧间室内的伸肌腱。伸肌支持带及膜状组织在伸肌腱缝合后需要修复，所以应锐性切断（**图3**）。多数患者伸肌腱表面被覆病理性增生的滑膜。

2 滑膜切除

切除伸肌腱周围病理性增生的滑膜。切除滑膜时不要损伤伸肌腱，可用手术刀进行锐性切除。滑膜切除后，可见伸肌腱断端，陈旧病例可与滑动床发生粘连。发生粘连的病例，要充分松解粘连。小指伸肌腱可能会有变异，所以要充分显露，确认是否有断裂，以及粘连的程度。小指的伸肌腱即使没有明显的断裂，也可能和滑动床发生粘连，所以为避免发生术后因粘连发生屈伸障碍，术中应充分对滑动床的粘连进行松解。

图1 切口

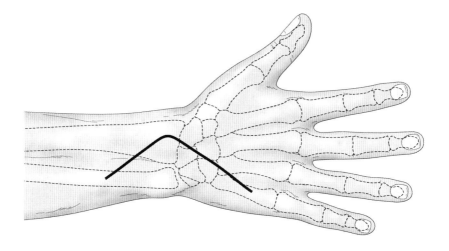

图2 显露伸肌腱

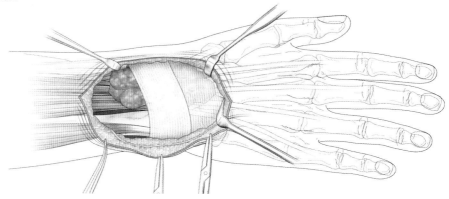

图3 切断伸肌支持带

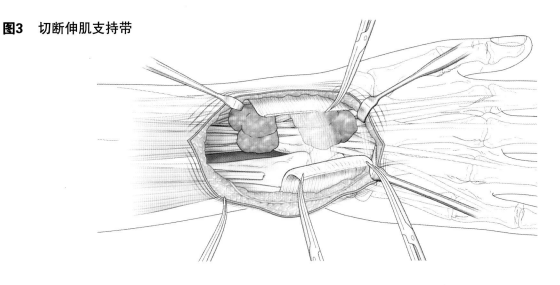

图4 牵引短缩的伸肌腱远端

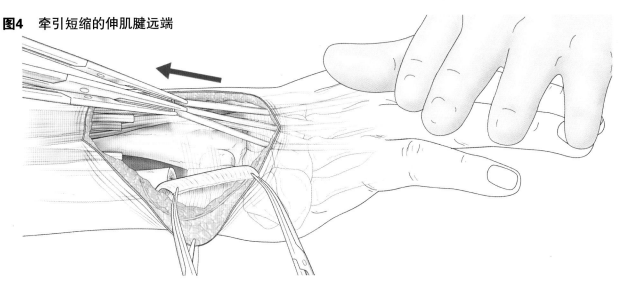

◖ **手术技巧及注意事项** ◗ ···

　　断裂的肌腱近端常常发生短缩，断裂的肌腱远端也会发生短缩需要引起注意。牵引断裂的肌腱远端可以确认是哪个手指的肌腱，持续地牵引会使远端短缩的肌腱长度得到恢复（**图4**）。

···

　　然后，纵向切开桡尺远侧关节囊，显露桡尺远侧关节及桡腕关节。多数患者会有滑膜增生，尺骨头背侧脱位，仅行滑膜的切除，保留关节囊及韧带。切除滑膜时使用间盘摘除钳会比较方便。

3 背侧脱位尺骨头的处理

　　处理背侧脱位的尺骨头，可预防重建的伸肌腱再次发生断裂。尺骨头的处理可行 Darrach 术或 S-K 术。桡骨、月骨发生骨性融合或桡骨的尺骨切迹有骨赘增生的情况可行 Darrach 术，其他情况可行 S-K 术。行 S-K 术时，需要切除

桡尺远侧关节的软骨面，制作骨融合的骨床。尺骨颈部截骨制作假关节。桡尺远侧
关节融合的处理，对早期获得骨愈合非常重要。尺骨头的位置在旋转中立位进行固
定。如果桡骨远端骨缺损过大，把尺骨切除的环形骨质植入桡尺远侧关节之间，这
样可使桡尺远侧关节的宽度不变窄，对腕骨起到支撑作用。

　　内固定原则上用一枚螺钉加一枚克氏针，由尺侧向桡侧固定。如果内固定物
突出桡骨桡侧骨皮质，会引起疼痛，所以要注意长度（**图5**）。

　　用伸肌支持带的1/2重建伸肌腱的滑走床，与关节囊一同缝合进行重建（**图6**）。

图5　S-K术处理尺骨头

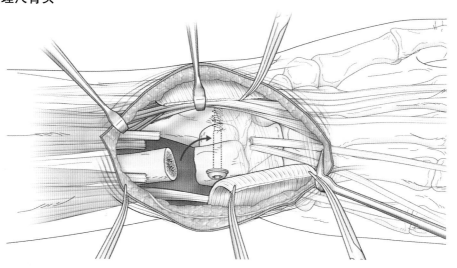

图6　伸肌腱滑动床的重建

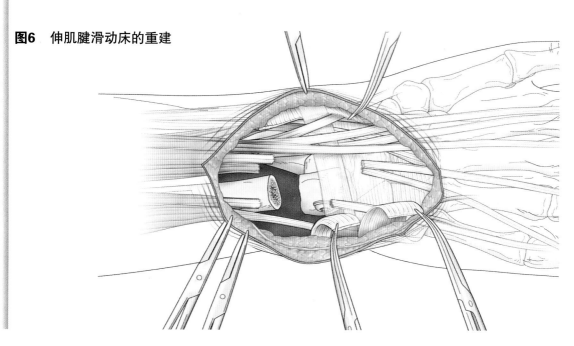

4 端侧缝合伸肌腱功能重建 难点

断裂的伸肌腱的远端，按由尺侧向桡侧的顺序进行端侧缝合。可以进行编织缝合（多数使用4-0带针尼龙缝线），至少在腱内贯穿三次以上进行缝合。肌腱端侧缝合时调整好腱的张力，助手维持掌指关节的背伸角度，在牵引下进行缝合（**图7**）。环、小指均发生断裂的情况，先端侧缝合环、小指的伸肌腱。然后，再与中指伸肌腱进行端侧缝合。中指的伸肌腱有时会被牵向尺侧，为了避免中指伸肌腱在掌指关节向尺侧发生脱位，可在更近端把中指与示指的伸肌腱进行侧侧缝合（**图8**）。伸肌腱重建完成后，再度向近端牵引起力源作用的伸肌腱，确认各指掌指关节的背伸角度（**图9**）。

手术技巧及注意事项

向近端牵引力源肌腱确认掌指关节背伸的角度时，要稍向尺侧偏移进行牵引。如果出现伸指不足的情况（环指较多见），追加缝合用以增强肌腱的张力。

图7 伸肌腱编织缝合

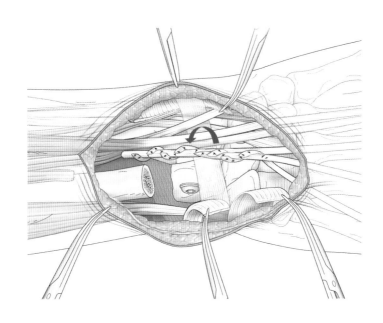

图8 与示指指总伸肌腱侧侧缝合

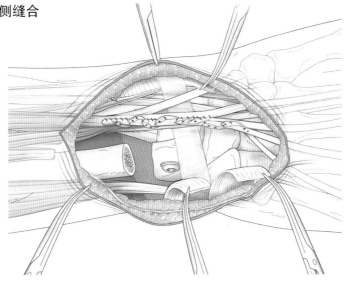

图9 掌指关节背伸角度的确认

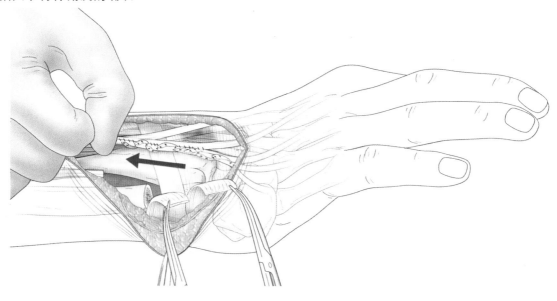

图10 伸肌支持带的修复

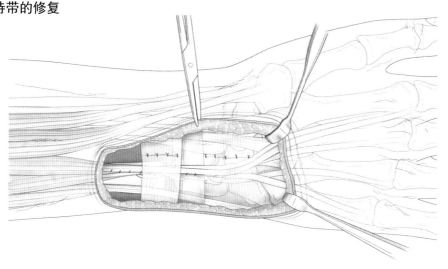

5 伸肌支持带和远端膜状组织的修复

为了防止重建的伸肌腱出现弓弦状畸形及肌腱粘连，伸肌支持带以远的膜状组织有必要进行修复。为了修复时相对容易，要进行锐性切断，断端用蚊式钳牵引把持（**图10**）。

6 用胶带保持减张位下的功能锻炼（减张位早期运动）

术后把尺侧指与桡侧指在伸直位用胶带进行固定。把尺侧指的掌侧与桡侧指的背侧进行缠绕固定，尺侧指的背伸角度要永远大于桡侧指的背伸角度。胶带在近节、中节、远节指骨处均进行固定（**图11**）。术后即可进行屈指的主动运动及伸指的被动运动，术后胶带需要固定 6 周。

图11 胶带固定后早期锻炼

a
b
c
d
e
f
g
h

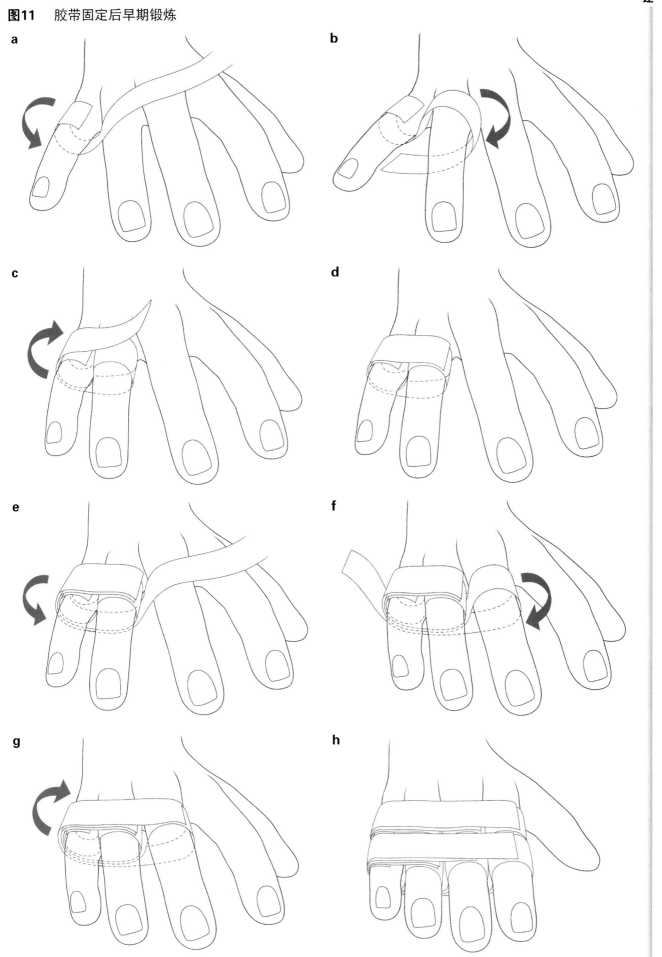

典型病例图像

【病例】 术后

ⓐ术后 7 年，伸指及屈指情况。腕关节背伸时，伸指情况良好。
ⓑ术后 7 年，X 线片。桡骨、月骨融合。

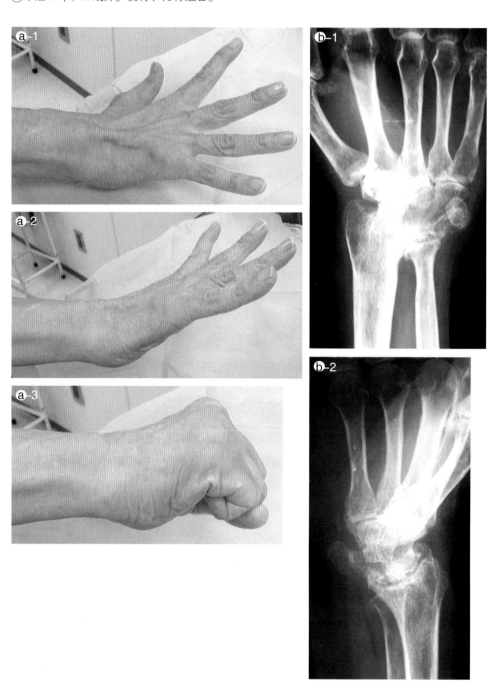

康复治疗

　　如果进行了尺骨头的处理，术后轻度背伸腕关节，前臂中立位长臂石膏固定 2 周。接下来短臂石膏固定 2 周。手指术后即可进行主动屈曲和被动背伸运动。术后 4 周内，仅夜间要在掌指关节背伸位追加铝板进行外固定。

● 文献

［1］Darrach W.Partial excision of lower shaft of ulna for deformity following Colles fracture. Ann Surg, 1913, 57：764-765.

［2］池上博泰, ほか. 減張位早期運動が腱におよぼす影響に関する実験的研究. 日手会誌, 1990, 7：571-575.

［3］石黒　隆, ほか. 手指伸筋腱皮下断裂に対する再建法 – 減張位早期運動療法について –. 日手会誌, 1989, 6：509-512.

［4］伊藤恵康, ほか. 手関節・手のリウマチの診断と治療. 図説整形外科診断治療講座, 第 10 巻, 関節リウマチ, メジカルビュー社, 1990, 170-197.

［5］Kapandji I A.The inferior radioulnar joint and pronosupination. The Hand, Tubiana R, ed, Vol. 1, WB Saunders, Philadelphia, 1981, 121-129.

［6］Sauv　K.Nouvelle technique traitement chirurical des luxations recidivantes isolees de l'extremite inferieure du cubits. J Chir(Paris), 1936, 47：589-594.

［7］Taleisnik J.The Sauv –Kapandji procedure. Clin Orhop, 1992, 275：110-123.